笑顔を呼ぶ神セラピー

グイグイグー 2点ツボ押し

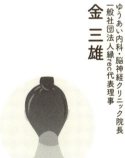

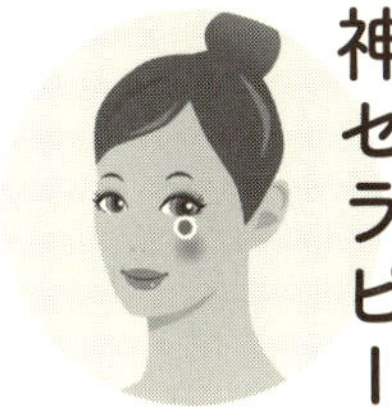

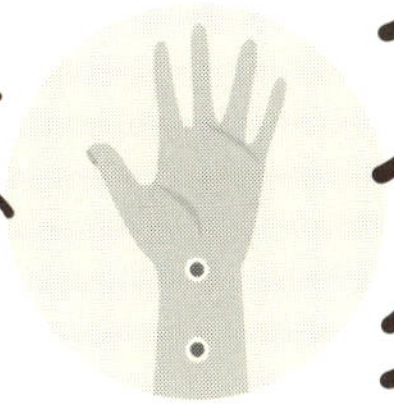

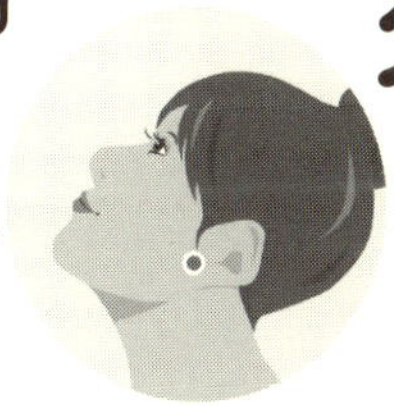

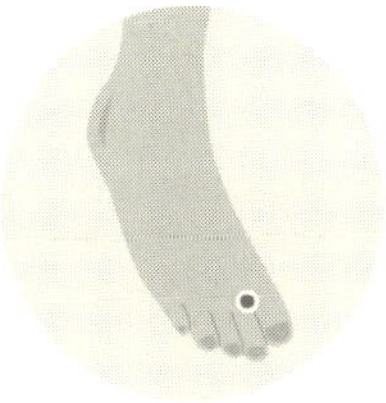

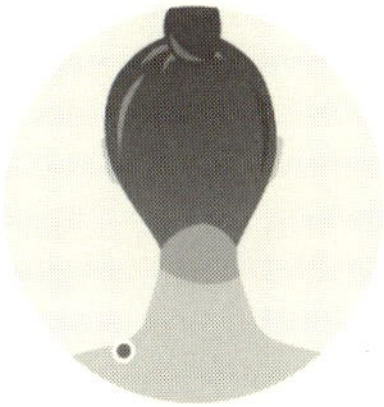

ゆうあい内科・脳神経クリニック院長
一般社団法人縁rec代表理事
金 三雄

はじめに

尊敬する教授との出会い～目指せ！　脳外科医

　私は1962年、兵庫県に生まれました。1988年に神戸大学医学部を卒業しましたが、その後、武者修行のために大阪市立大学医学部脳神経外科学教室へ進みました。外科医になりたいから外科的知識を身につける、内科ならば内科に必要な勉強をする、というわけではなく、医師になるためにはすべての科を勉強しなければなりません。内科、外科、皮膚科、眼科、精神科、産婦人科など、すべての科を学んで国家試験を受け、医師免許を取得します。

　私がなぜ脳神経外科を選択したのか。それは脳に大きな腫瘍がある10代の女性の手術を執刀した教授との出会いでした。とても難しい症例でしたが、誰もが尻込みしてやらない手術に真摯に、命がけで執刀する姿に感動を覚えたからでした。少年の頃に夢中で読んだ漫画『ブラックジャック』が思い浮かびました。こう言っては語弊がありますが「かっこいい」という憧れの気持ちもあったのかもしれません。

しかし、いざ目指したものの大学病院の当直は激務で病院勤務なのに何度も〝死ぬかもしれない〟と思いました。月10回以上当直することもありました。大袈裟ではなく、それだけ勤務は厳しく、先輩医師に至っては教授たちの学会、論文などのサポートもこなさなければならず、さらに過酷な状況ではありましたが、尊敬に値する方々が多かったように思います。当時はそれが当たり前の時代、様々な修羅場を乗り越えてきたので怖いものなしになりました。

縁ｒａｃ誕生秘話～それは1枚のファックスから始まった

遠絡という施術法をご存知ですか？　これはツボ押しに似た方法でポイントを刺激して症状を改善していくものです。東洋医学では人間の体を流れる生命エネルギー、いわゆる「氣」の通り道を経絡と呼んでいます。この通り道の上にあり、氣の流れを整えるのに役立つ点が経穴です。こう言われると難しいような感じがしますが、皆さんが「肩がこった」

「目が疲れた」というとき無意識に押している場所の多くが経穴というわけです。一方で遠絡の場合は痛いところを直接触らずに遠く離れた手や足のポイントを指や棒、レーザーなどを用いて刺激し、氣の流れをスムーズにして心身を元氣にします。

私が遠絡療法に出合ったのは2011年の秋でした。原因不明の肩の痛みに悩まされていた私は、あまりの痛さに同好会の野球に参加できなくなっていました。

そんなある日のこと、クリニックに1枚のファックスが届きました。「〝瞬間消痛〟あなたも遠絡を学びませんか?」とあります。「瞬間で痛みがなくなるなんて、そんな馬鹿な」。いつもならゴミ箱に捨ててしまうのですが、次の文言に目が留まりました。『創始者の柯尚志氏、次世代のアジアを引っ張る100人のリーダーにノミネート』。

偶然にも開業以来産業医をしている上野のソフトウェア会社の社長も同様にノミネートされていたのです。「私が尊敬している社長と同様にノミネートされた柯先生とは、いったいどんな人なんだろう」と強い興味を持ちました。

当時、銀座三越の対面にペレス銀座クリニックがあり、柯先生はそちらで診療及びセミナーを行っていました。クリニック近くの会場で遠絡療法のベーシックセミナーがあり、私はそこで初めて遠絡療法の凄さを目の当たりにすることになるのです。

会場には50人以上の医療関係者が参加していました。その中には五十肩や腰痛の方がいるのですが、柯先生の施術でリアルタイムに治っていくではありませんか。もちろんサクラなどいません。思わず唸ってしまいました。この講座では遠絡療法の説明として陰と陽、経絡、虚と実といった東洋医学の要素がたくさん含まれていて、西洋医学を中心に仕事をしてきた私にとっては未知の世界に引き込まれていくような刺激的な感覚でした。

「すごい！　ここを押すだけで痛みがなくなる」「どうすればこんなことが起こるのだろう?」。とにかく驚きの連続、ある意味カルチャーショックでもありました。

脳神経外科医というのは脳、脊髄、末梢神経系などの器官に疾患があり、外科的治療が必要な患者さんに対して診断、治療を行います。文字通り西洋医学の象徴的分野です。そんな私が7年間で1万2000人以上の患者さんに遠絡療法を施術するなんて誰が想像できたでしょうか。

医者というのは疑り深い人種です。だからこそ医学はここまで進歩してきたのではないでしょうか。既存の治療法で満足、納得していたら新たな療法は生まれなかったに違いありません。そんな疑り深い人種のひとりである私が「これこそ奇跡の療法だ！」と感じたのが遠絡療法といっても大袈裟ではありません。

出合いにはいろいろありますが、私と遠絡療法は間違いなく〝運命の出合い〟だったと確信しています。

遠絡療法を続けているうちに、ふとこんなことが浮かびました。

「この療法を誰でもできるようになったらどうだろう。セルフケアはもちろん、自分の家族や友達、恋人、職場の人にもしてあげられたら元氣な人が増えるのではないか」。

まるで脳がかっと目を見開いたかのような感覚！　ひらめきや氣づきがあったとき、脳が活性化した瞬間を〝アハ体験〟と呼びますが、まさにその感じでした。よく〝一億総○○〟といいますが、この療法がたくさんの人たちに広まっていったら。国内だけに限定する必要はありません。世界に広まっていけば、地球に住む人全員が元氣になるはずです。

誰もができる、人と人の縁が繋がる〝縁ｒａｃ〟はこうして誕生しました。

そして２０１８年の７月、セラピスト育成のために『一般社団法人縁ｒａｃ』を立ち上げたのです。縁ｒａｃというネーミングは〝縁（えにし）〟と、経絡の絡、楽しい、楽になるの〝らく〟を親しみやすいローマ字表記にしたものです。

奇しくも遠絡療法を知った２０１１年は東日本大震災が起こった年でもありました。

「このまま単なる開業医で終わっていいのだろうか」という反省を踏まえ、２０１２年春に、もう一度勉強し直す意味でオンライン大学であるビジネスブレークスルー大学グローバル経営学科に入学、２０１６年に卒業。その後大学院に進学して卒論テーマに縁ｒａｃセラピスト育成計画を選択しました。そして２０１９年３月に大学院を卒業、ＭＢＡ（経営学修士）を取得しました。

健康長寿とは真逆なことをしている現代

想像してみてください。いつも笑い声が絶えない円満な家庭、お互いが助け合い、順調に発展していく会社や団体。

「そんなの理想論でしかない」「そうなってほしいと思うけれど、現実は……」と思った人、少なくないでしょう。毎日のようにメディアでは厳しいニュースばかりが報道され、不安をどんどん煽ります。なぜなのでしょうか？

社会をつくっているのは私たち人間です。インド独立の父、マハトマ・ガンジーは言いました「本当の富は健康のことであって、金や銀のことではない」。日本の諺《ことわざ》にも「命あっての物種」というのがあります。辞書で『健康』を引くと「身体に悪いところがなく心身が健やかなこと。病気の有無に関する体の状態」と記されています。この〝心身〟が肝心で、どちらか欠けても健やかであるとはいえません。

些細なことで部下を怒鳴り散らし、パワハラをする上司がいます。病気ひとつせず、毎日会社に出てきているので健康な人と思われるかもしれませんが、いつもイライラしている状態は健康ではありません。この部下を怒鳴り散らす上司が夫や妻だったり、父親や母親だったり、国を治める人だったらどうでしょうか。家庭や会社、国の雰囲氣がいいはずありません。

怒りっぽい、感情が上手くコントロールできないのには、様々な原因があります。多くの場合、ストレスや精神疾患などが挙げられますが、働き盛りの男性の場合、男性ホルモン（テストステロン）が低下したことで起こる男性更年期障害が原因の場合があります。更年期障害というと女性特有のものという印象がありますが、ここ数年、男性にも起こる症状として認知されつつあります。

女性の場合は「月経前緊張症（ＰＭＳ）」、閉経前後に卵巣機能が低下、女性ホルモン（エストロゲン）の分泌が減り、イライラやホットフラッシュといった不定愁訴が起こる更年期障害があります。更年期障害に大きく関わっているのはホルモンですが、栄養の偏りでも様々な症状が表れます。

赤身の肉や魚に含まれている鉄は不安やイライラを緩和するセロトニンや、幸福感をもたらすドーパミンなど、脳内の神経伝達物質をつくるために大切な栄養素です。

ほかにも細胞のエネルギー生産工場といわれるミトコンドリアの機能を正常化して多くの細胞や臓器の機能を安定させる働きがあります。鉄分が不足するとイライラや不安ばかりでなく、頭痛や冷え、不眠、抜け毛などの症状が起こりやすくなります。

ここではイライラの原因についてお話ししましたが、これは氷山の一角、いえ小さなかけらでしかありません。図書館や書店へ行くと驚くほどの数の医学書、病気に関する書物が並び、パソコンやスマホで〝病気〟と入力すると、これまで聞いたことがない病名までたくさん出てきます。

疾患の原因も様々で〝読んでいたら怖くなった〟という経験をした人もいらっしゃるのではないでしょうか。私たちが健康で過ごせることは、実はとてもありがたいことかもしれません。

ではどうすれば心身ともに健やかでいられるのでしょうか。1643年に108歳で大往生した天海上人は健康と長寿の秘訣について、こう語りました。

「気持ちはおだやかに、仕事はきちんと、色気はほどほどに、食物は少食に、そして心は広く持ちなさい」

しかし現代社会はどうでしょう。

いつもピリピリして仕事に追われ、〝メガ盛り〟などという、とてつもない高カロリーの食べ物を提供する店にお客さんが押し寄せ、心を広く持つ余裕のない環境ではないでしょうか。いわゆる健康長寿とは真逆のことばかりしているような状況です。

もちろん、健康に気をつけている人もたくさんいらっしゃいますが、それでも何らかの不調が起こることはあります。

「なんとなく体がだるい」「肩がこる」「目が疲れる」「腰が痛い」など、病気まではいかなくとも不快な症状に悩まされている人は少なくありません。逆に「どこも気になるところがない」人のほうが珍しいでしょう。今や小学生でも肩こりで整形外科や整体にかかる世の中です。

縁racの未来～地球人総〝縁rac〟時代へ

遠絡療法は体の中を流れている生体の流れ（ライフフロー）を整えて病気や痛みを改善します。そのときだけつらい症状や痛みを取るのではなく、症状を原因から治すための自己治癒力や生命力を高めるもので、直接痛みがある部位に触れることはありません。手と足にある〝ポイント〟と呼ばれる特定の部位に棒を当てるだけです。

ポイントとなる治療点は主に手足のひらと甲にあり、手指の腹は手と足を通る12本のラインに繋がっています。

ここで指の2点押しのなかでぜひ覚えてほしい治療点があります。これは脳の血流をスムーズにするもので①人差し指の指先の腹②中指の真ん中の腹の2点を反対側の手の親指の先、または2本の棒（木製のマッサージ棒）で、指先に向けて強く押します。腕の内側の生体の流れは指先に向かっているので、この部位を押すと滞っていた生体の流れがよくなるというわけです。

ちなみに右手は左の脳、左手は右の脳に働きかけます。脳の血流や神経伝達の流れが改善することで、頭痛、耳鳴り、めまい、顔面の痛み（三叉神経痛）、顔面の痙攣などが改善します。

「えっ？　たったこれだけ？」と思われたでしょう。しかもひとつの症状だけでなく、ほかの症状も緩和されるわけですから一石二鳥、いやそれ以上といえます。注射も投薬も不要で、誰にでも簡単にできます。

縁ｒａｃを身につけたら、自分自身のケアはもちろん、家族や友達にも施術が可能です。もし職場に一人でも縁ｒａｃセラピストがいれば、スタッフの肩こりや腰痛を改善させることができ、社長をはじめ、場合によっては取引先の人のストレス解消や健康に大いに役立つのではないでしょうか。

手を使って行う縁ｒａｃには、様々な可能性があると思います。〝手当〟という言葉は、その昔、ケガや病気をしたとき患部に手を当てて治療したことに由来しますが、手を当てると鎮痛作用がある神経伝達物質β‐エンドルフィンの濃度が高まる、安静ホルモンといわれるオキシトシンが分泌されることが報告されています。

あなたが頭痛でつらい思いをしているとします。そんなとき家族や友人、会社の同僚が縁ｒａｃで痛みを取り去ってくれたらどうでしょうか。「ありがとう！」と笑顔になるはずです。縁ｒａｃはただのセラピーで終わるのではなく、円満な人間関係を築くコミュニケーションアイテムの役割も果たしてくれます。

セルフケアから家族、友達、職場と縁ｒａｃの輪が広がっていけば「いつも笑い声が絶えない円満な家庭、お互いが助け合い、順調に発展していく会社や団体」は夢ではなくなるはずです。

これからの展開として、まず地元からセミナーを定期的に行っていきます。全国で活躍している遠絡療法士が縁ｒａｃセミナーの講師として活動。10カ所ぐらいに拠点を設けたならば､海外進出も予定しています。「エンラクしてる！」を合言葉に健康な心と体を持った人々が存在する理想的な社会を目指します。

台湾では２００４年からセミナーを開催し、ペイン医学会、整形外科医学会等で論文を発表及び講演を始め、アメリカ Duke、国際ペイン医学 World society of pain clinicians（韓国）では招待発表が行われました。また、国際運動障害医学会 Wfatt world congress（日本）など様々な場所で遠絡医学の講義も開催されました。

現在受講者数は日本で２０００名、台湾１５００名、シンガポールとマレーシア３５０名、アメリカ及び香港で数名となっております。今後はアジアを中心にヨーロッパや米国そしてアフリカなどでも〝ＥＮＲＡＣ〟の狼煙が上がることを期待しています。

施術例①　岩石のような三十肩が治った！（30代・男性）

私が産業医をしているソフトウェア会社の30代の男性の事例です。産業医訪問をするときに遠絡施術をするのが恒例になっていましたが、この方は長いこと右肩関節の痛みで腕が上がらずにいました。パソコンの入力作業も大変な様子で業務にも支障が出ているようです。肩関節炎の遠絡上の急所は同側の小指側と対側下肢の内顆近くにあります。それぞれ1回ずつ施術したあと「手を上に上げてください」と言いました。すると右手を天に向かってぴったりと耳につけた状態でしっかりと上げられるではありませんか。そのときの彼の声が今でも忘れられません。「ひぇぇぇ！」という雄叫びでした。

施術例②　認知症のおばあちゃんが笑った（80代・女性）

もともと生活習慣病でクリニックに通院中でした。ご家族の方によると「最近、表情が乏しくて物忘れがひどくなって困っている」とのこと。脳の遠絡上のラインはＡｘⅢ（ラインについてはＰ34参照）で、人差し指の先と中指の真ん中の2点を同時にグーと押すことで脳血流を増やすことができます。左右それぞれ1回ずつ施術したところ、なんとおばあちゃんの顔がみるみる明るくなってにっこりと笑うではありませんか。同伴のご家族も私もびっくりです。

脳の血流がよくなる＝脳が元氣になれば記憶力や理解力が高まるほか、やる気アップにも繋がります。気になる症状はなくてもセルフケアしてみてください。あなたも変化に気がつくはずです。

施術例③ 片頭痛ばかりでなく腰痛も消えた（中学生・男性）

遠絡療法を1回施行したところ完全に痛みが消えました。野球部に所属して毎日のようにハードな練習を続けていることで腰痛もありましたが、腰痛のほうも改善してご本人ばかりでなく、お母様もとても驚いていました。

側頭部と腰は共にＡｙⅡのラインなので、氣の流れがスムーズになるとライン上に関係する部位の不調が治るのは遠絡ではよくあることです。

片頭痛は脳の血管が拡張して周囲の三叉神経を刺激、刺激で発生した炎症物質がさらに血管を広げることで発症します。日本人の10人に1人が、この症状に悩んでいるといわれています。なかなか改善しない場合は他の疾患が隠れている場合がありますから、早めに専門医にかかるようにしてください。

施術例④　「背が伸びたみたい！」曲がっていた腰が真っ直ぐに（70代・女性）

腰痛と骨粗しょう症があり、杖が手放せない状態でした。歩くときは前かがみで、ちょっとした段差でも転倒しかねないほどです。施術をしたところ背筋がしゃきっと伸びて、身長が数センチ伸びたかのような印象でした。腰痛のほうも改善を認めたため、ご本人やご家族も「これはいったい何なんだ！」という顔で驚いていました。

その後2週間に1回の施術を3ヶ月間行い、腰痛ばかりでなく膝の痛みも取れ、現在はデイサービスに元氣に通っていらっしゃいます。膝と腰は症状が連動していることが多いので、こちらも遠絡ならではの効果といえるでしょう。

施術例⑤　わずか1〜2分で胃痛が消えた（20代・女性）

あるセミナーに参加しているとき、たまたま近くにいた方が原因は定かではありませんが胃痛を訴えてこられました。遠絡療法に必要な押し棒はいつも持ち歩いているので、その場で椅子に座っていただいて施術したところ、わずか1~2分で胃痛がなくなりました。ただし痛みが続くようであれば胃カメラなどの検査をしたほうがよいとお伝えしました。

痛みは体からのメッセージでもありますので、原因をしっかり把握して改善していきましょう。「このくらい大丈夫」と油断は禁物、そして早め、早めの対処が大切です。痛みや不快感があなたの命を救うことだってあるのですから。

施術例⑥ 遠絡の効果を体感、自身も縁racセラピストに（30代・女性）

エステセラピストとして店を経営されている女性ですが、ご自身も慢性の肩こりで悩んでいらっしゃいました。その際「お客様が100%満足してくださるセラピーを目指していますが、現状では物足りなさを感じています。遠絡療法とはどのようなものですか?」と、相談を受けました。ご自身の健康とセラピストとしての活動ということで非常に熱心で、遠絡療法は2週間に1回、10回の施術で症状が改善しました。

ご自身が遠絡療法の予想をはるかに超えた効能をしっかりと体感されたことがきっかけ

となって、第2回縁ｒａｃセラピストマスターコースに参加。積極的に実習に取り組まれていました。今後のパワーアップした彼女に期待しています。

施術例⑦ ポジティブシンキングで若々しく（40代・女性）

更年期障害でクリニックにいらっしゃいました。1か月に1回、1年以上継続して遠絡療法を続けたところ顔のほてりやだるさ、肩こり、冷え性といった症状が改善され、以前よりずいぶん若々しくなられた印象を持ちました。「何でもやってみよう。体験してみよう」というポジティブシンキングの人は、健康はもちろん、人生全般において、よい展開が期待できるような感じがします。

更年期障害といった全身性のものは、顔と頸部に当てるレーザーが威力を発揮します。このほかに整膚やオゾン療法、サプリメントなどの代替医療を取り入れることで、健康維持効果も期待できます。遠絡は他の療法と併せて行うことが容易なので、まだまだ可能性が広がっていくでしょう。

笑顔を呼ぶ神セラピー　グイグイグー　2点ツボ押し……目次

第3章 縁racc実践編

毎日続けて豊かな流れを維持
2点押しでいつまでも若々しく

●皮膚のたるみや張り
●老化によるトラブル
●花粉症
●肩甲骨痛
●低体温症
●認知症
●こむら返り
●うつ病、不登校、引きこもり
●肝斑、しみ、にきび
●アトピー
●頭痛（側頭部）
●胃痛
●腰痛（外側）
●二日酔い
●糖尿病
●更年期障害

ダイエット、モチベーションアップ、運気上昇～縁racセルフケア

●受験前
●デスクワークの合間に
●発想力を高める
●投資に関する決断力
●モチベーションアップ
●ダイエットに
●通勤中
●強いリーダーシップ
●睡眠
●赤ちゃんの寝かしつけ
●面接の前
●ビジネスプランをじっくり立てる
●ビジネス的な瞬発力の向上
●投資に関する我慢
●スポーツの前後に
●乗り物酔いに
●職場の協調性アップ
●経営者としての盤石な姿勢
●入浴中
●朝の食欲

第1章

縁racとは

そもそも遠絡療法とは

遠絡療法の正式名称は「遠道相応穴位経絡療法」です。創始者である柯尚志医師により開発された治療法で、激痛を伴う疾患（三叉神経痛や帯状疱疹後の疼痛）、原因不明の難治性疾患を治療、改善します。

症状の治療だけではなく、病状原因から治すための自己治癒力や生命力を高めるもので、次のような特徴があります。

①痛い場所を触らない
②注射をしない
③痛みの原因の解消
④身体の持つ回復力の増強を図る

こんな経験はありませんか？　お風呂掃除をしているのに氣がつくとカビが生えている。洗剤でゴシゴシこすって掃除した直後はキレイなのに、しばらく経つとまたカビが。ここで「お風呂にカビはつきものだから仕方ない」と諦めるか「カビが発生しない方法はないか」を考えるかでお風呂掃除の手間が大きく違ってきます。

何度も繰り返しカビを除去するよりも予防したほうがずっと効率的です。浴室の天井を掃除する、熱湯をかける、しっかり乾燥させるという方法がありますが、最近では厄介なカビを防いでくれる便利なアイテムが販売されているようです。

妙なたとえですが、身体も同じではないでしょうか。「頭痛に悩まされて薬が手放せない。もう何年も痛み止めのお世話になっている」という人がいます。薬を飲めば確かに痛みはやわらぎますが、頭痛の原因を取り除いているわけではありません。

頭痛、といいますが、頭蓋骨や脳そのものが痛いわけではなく、頭蓋の内部にある痛覚感受部位が受けた刺激が三叉神経などを伝わり、大脳が痛みとして認識すると「頭が痛い」と感じるわけです。ちなみに脳そのものに痛みの感覚はありません。

遠絡療法では手と足にあるポイントを押し棒やレーザーを当てますが、このポイントは「氣」という東洋医学の考え方に基づいていています。ポイントを押すと神経が反応して中枢神経を経由して脳に刺激が伝わり、自律神経をコントロールする視床下部から器官や臓器に適切な指令が下されます。この指令によってホルモン分泌や内臓、細胞の活性化が促進されて心身が健康に保たれます。

「片頭痛がつらくて遠絡療法を受けたら背中の痛みまで消えた」「腰痛で遠絡療法を受けたら膝の痛みまで治った」「肩こりで遠絡療法を受けたら慢性的な耳鳴りが止まった」と他の部位まで改善するのは経絡のおかげといっていいでしょう。経絡は生命エネルギーの通り道ともいわれていて、それぞれが器官や臓器と深く関わっています。この経絡の上にあるのがポイントというわけです。

遠絡療法の成り立ち

遠絡療法の創始者である柯先生は九州大学医学部を卒業後、麻酔科医として診療に携わっていました。たくさんの患者さんの治療を続けていくなか、どうしても治せない痛みや痺れを持つ患者さんがいらっしゃいました。「何とかして症状を改善してあげられないだろうか」と様々な治療法を模索するなか、中国の上海に留学をしたとき遠絡療法を見出したといいます。

経絡や氣の流れ、というと何千年もの歴史を持つ療法と思われがちですが、遠絡療法そのものの歴史はまだ20年足らずです。最大の功績は遠絡療法の施術方法を公式化、数式化したことにあるのではないでしょうか。

私たちの身体にはツボ=経穴が361箇所あるといわれています。ある鍼灸専門学校では、この経穴の場所を覚えるためにゴロ合わせや歌、暗記カードを作成するなど、ありとあらゆる工夫がなされていました。

私たちが使用している便利なアイテムにENRAC人形がありますが、鍼灸を学ぶとき、よく使用されているのが経絡経穴人形です。鍼灸院にかかった人ならご覧になったことがあるかもしれません。かなり精密にできていて、WHO新規格対応のものも手に入るようです。しかし、これほどたくさんの経穴の箇所を覚えるのは、とても骨が折れるでしょう。

遠絡では氣を構成する経絡のラインを陰経陽経にそれぞれ３本ずつ、左右と手足を合わせて計24本と、正中を走る任脈と督脈の２本のライン計26本のラインを治療に利用することを公式化しました。遠絡では六行図や八掛図等少々理解が難しい点もありますが、トレーニングを積めば誰が施術しても同じ効果が出る点も遠絡療法の魅力といえるでしょう。

１番面積が広いのが「ＡｙⅡ」というラインです。「Ａ」は足（あし＝ＡＳＩ）のＡ、「ｙ」は陽経、「Ⅱ」は体幹の外側を幅広く流れるラインです。このラインは頭の側頭部から下肢の外側部まで幅広い領域をカバーしており、腰痛の多くもこのラインに含まれています。ということは、頭痛、眼精疲労、腰痛、膝痛、下肢痛がラインに含まれている領域であればすべて痛みが取れるということになります。

股関節が痛い患者さんに施術をしたところ、便秘が同時に改善するということがありました。「ＡｘⅡ」（足・陰経・Ⅱ）のラインが２つの領域に同時にまたがっており、この部分の氣の循環がよくなったものと考えられます。氣のラインは目には見えませんが、必ず存在し、私たちの健康と深い結びつきがあることを実感させられます。

ENRAC人形

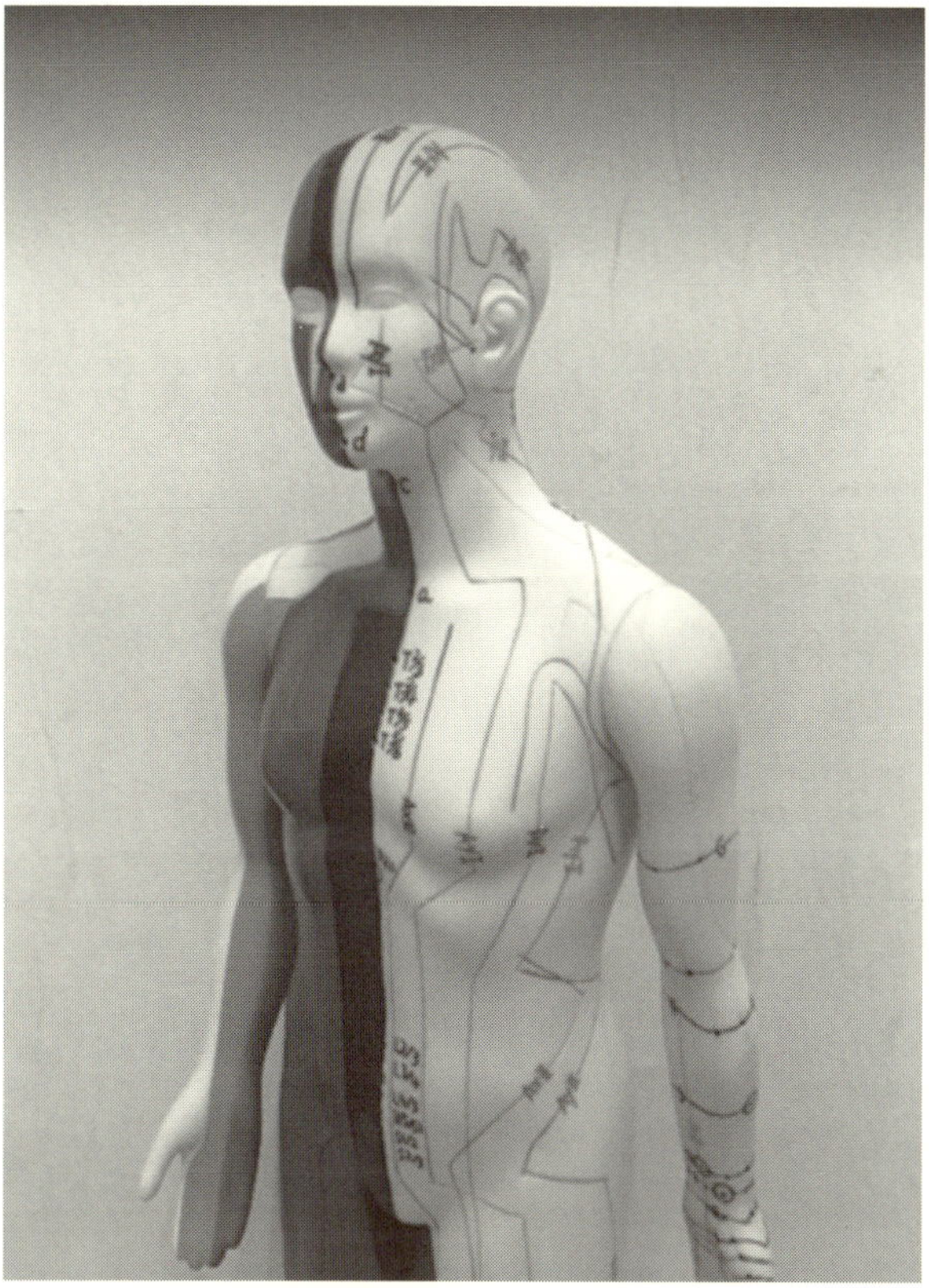

これがENRAC人形です。経絡のゾーン毎に区分されており、これを見ながら経絡のラインと痛いところのポイントを確認することができます。

経絡には陰陽（裏表）があり、氣の通り道でもあります。氣の流れ、といっても目で見ることができないのでピンとこないかもしれません。

人がバンザイして立っているところをイメージしてください。空から太陽または宇宙エネルギーが指先から入ってきて陽経のラインを通って大地に抜け、大地からのエネルギーが足先の陰経のラインを通って指先から抜けていきます。これが、氣が身体をまんべんなく巡っている状態です。以前、気功の先生の講習会に行ったときに、その先生曰く。

「私は宇宙エネルギーを利用して気功を通じて皆様に施してはいますが、何人施術をしても疲れることもエネルギーが尽きることもありません。なぜなら私は宇宙エネルギーを仲介しているだけで、宇宙エネルギーは無限に存在するものだからです」

遠絡を実践していると、こういったことも何となく理解できるようになりました。昨年、脳神経外科の地方学会で「遠絡療法の鎮痛効果について」の演題で氣の流れとライフフローについて発表させていただきました。

目に見えないものを証明するのは難しいのですが、私たちの健康に役に立つものであるならば積極的に取り入れていこうと思っています。

ラインとポイントについて

先程、経絡について述べましたが、わかりやすいように図解すると次のページのようになります。

「T」は手、「A」は足、「x」は裏の意味で陰経、「y」は表の意味で陽経、これにⅠからⅢまで3本のラインがあり、それらの組み合わせになります。

ポイントは上下肢共に上から6、5、4、3、2、1、a、b、c、dと分類されています。例えば「TxⅠ」（手・陰経・Ⅰ）ならば、手の平の親指側の部分のラインということがわかります（次のページのイラスト参照）。

1〜6、a〜dの部分を『Fポイント』（ファンクショナルポイント）といい、痛みのある場所と関連するポイントとなります。ポイントdは手指にあります。

『Cポイント』とはコントロールポイントの意味で、経絡間のラインを調整するキーポイントになります。各ラインのFポイントとCポイントを使って施術をします。

Ty

手の陽経

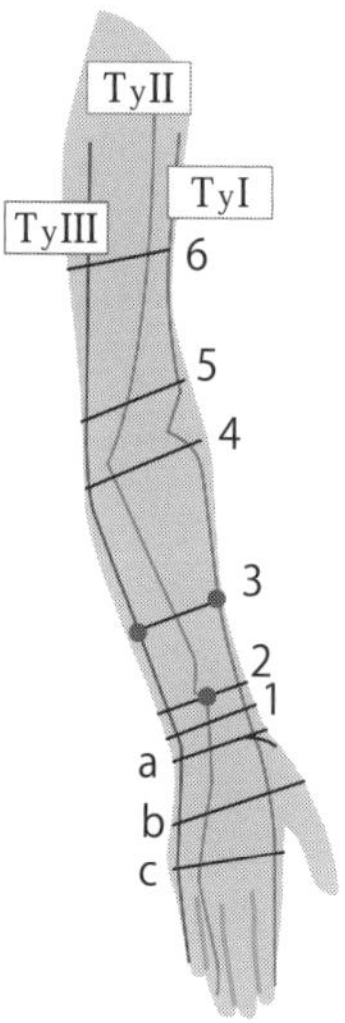

Tx

手の陰経

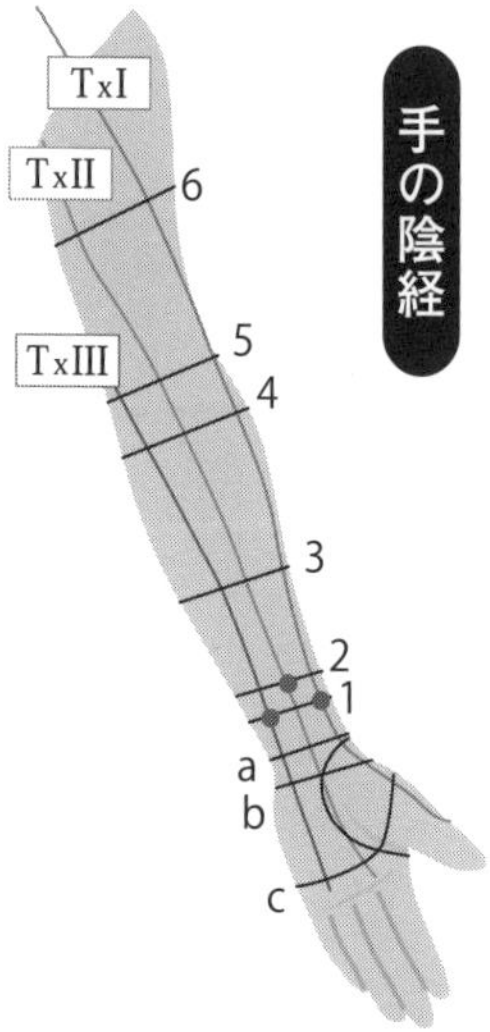

Ay

足の陽経

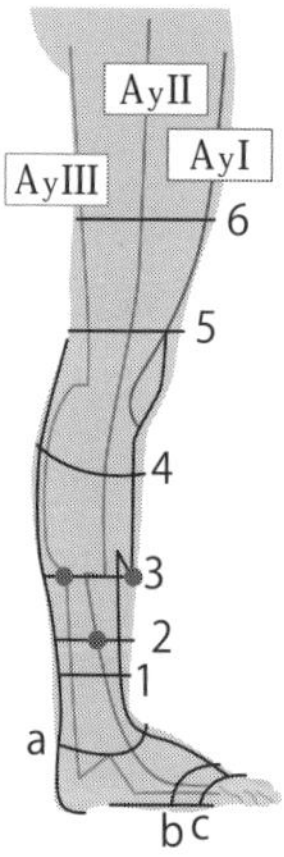

Ax

足の陰経

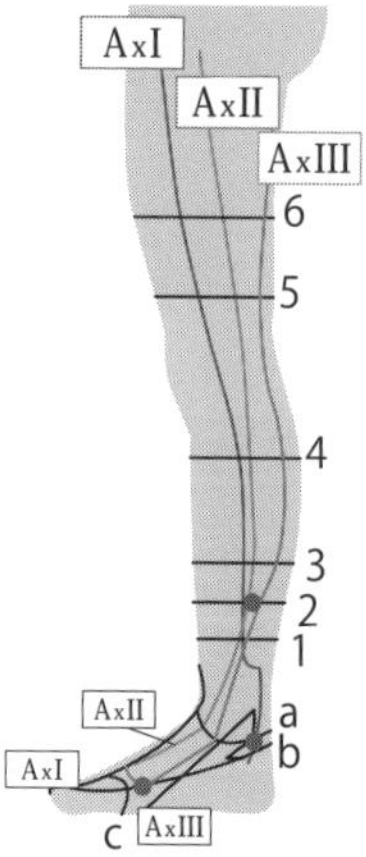

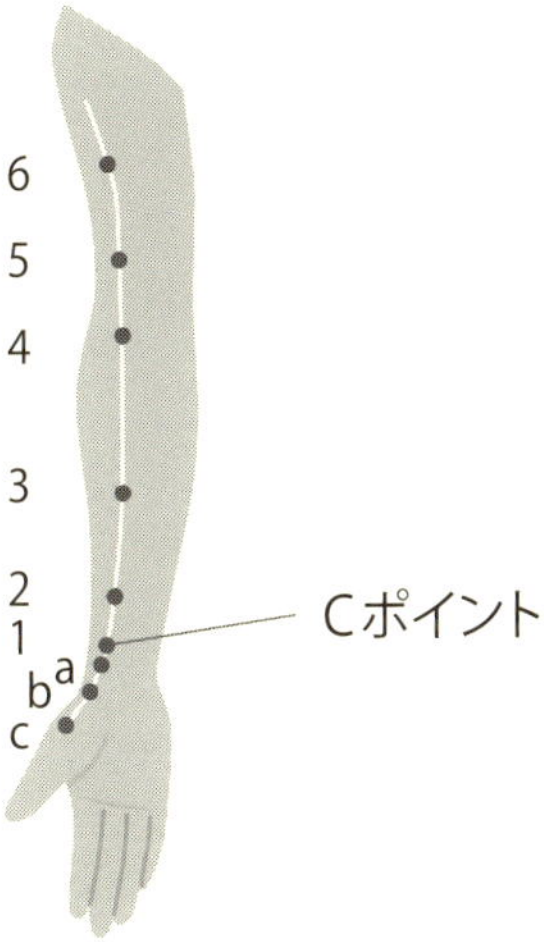

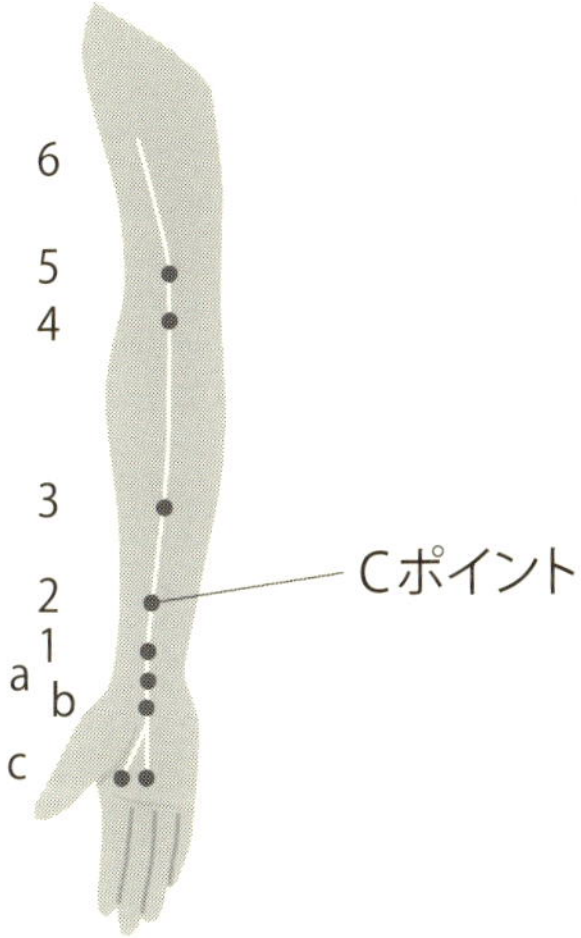

【陰経　T×Ⅰ】

手の平側で親指側を走行するラインです。このラインは一番使うラインであり、4、3、1、a、b、bc（bとcの間）が重要ポイントです。

Cポイントは1になります。

【陰経　T×Ⅱ】

手の平側で正中部を走行するラインです。4、3、2、a、b、cが重要ポイントです。

Cポイントは2になります。

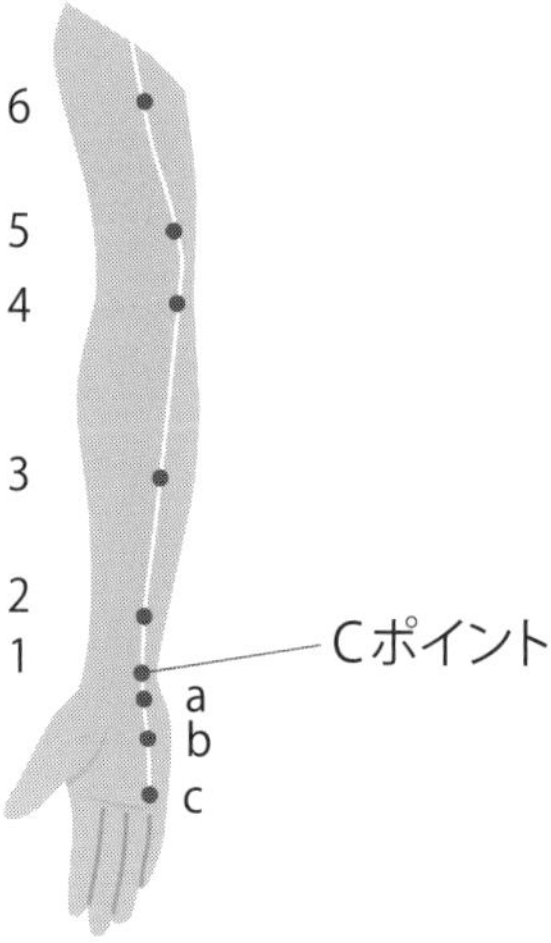

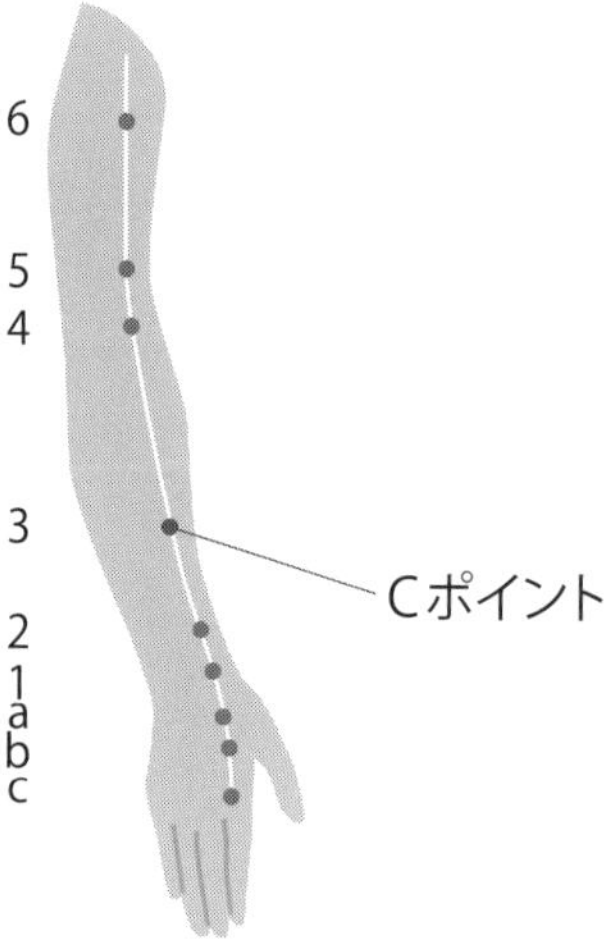

【陰経　TxⅢ】

手の平側で小指側を走行するラインです。4、3、1、a、bcが重要ポイントです。

Cポイントは1になります。

【陽経　TyⅠ】

手の甲側で親指側を走行するラインです。5、3、a、bcが重要ポイントです。

Cポイントは3になります。

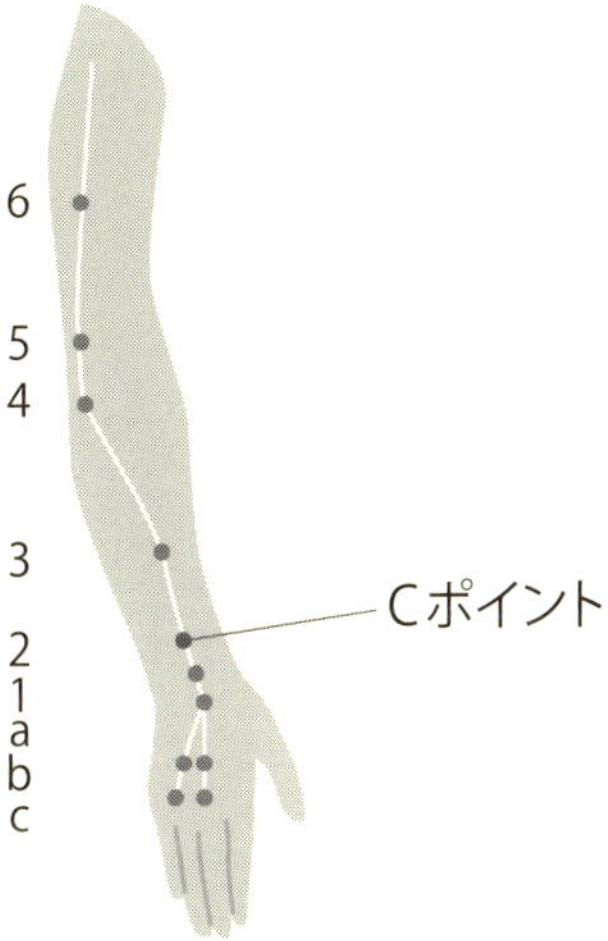

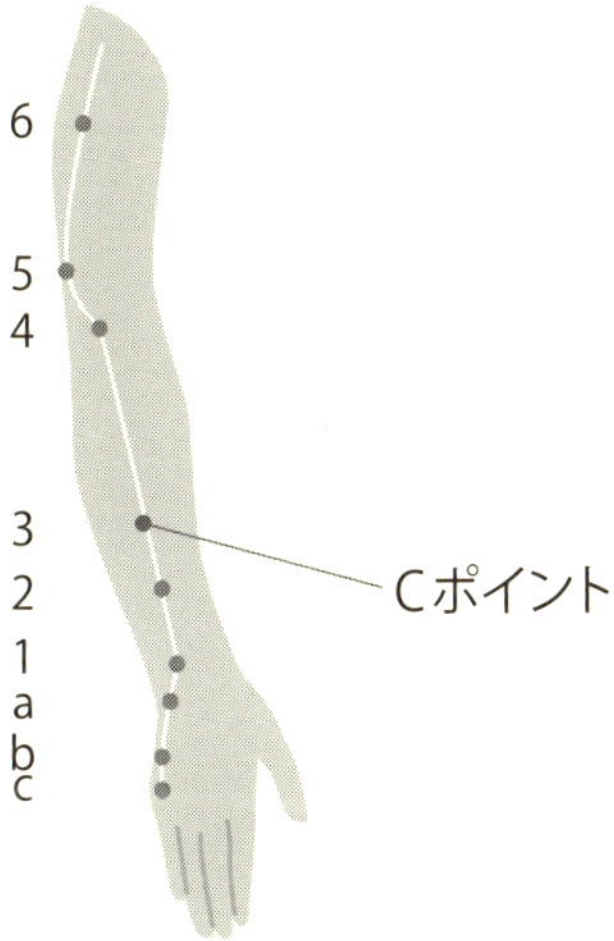

【陽経　TyⅡ】

手の甲側で正中を走行するラインです。6、4、2、a、bcが重要ポイントです。

Cポイントは2になります。

【陽経　TyⅢ】

手の甲側で小指側を走行するラインです。6、4、3、a、bcが重要ポイントです。

Cポイントは3になります。

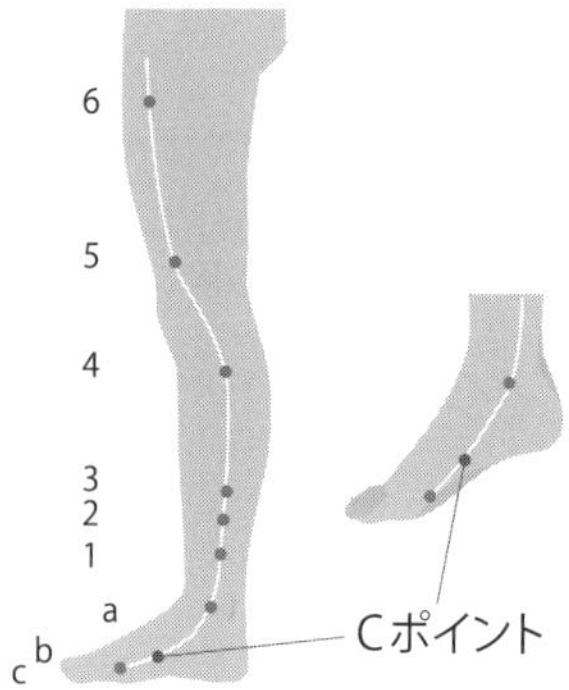

【陰経　A×Ⅰ】

足の内側で上側を走行するラインです。a、b、bcが重要ポイントです。

Cポイントはbになります。

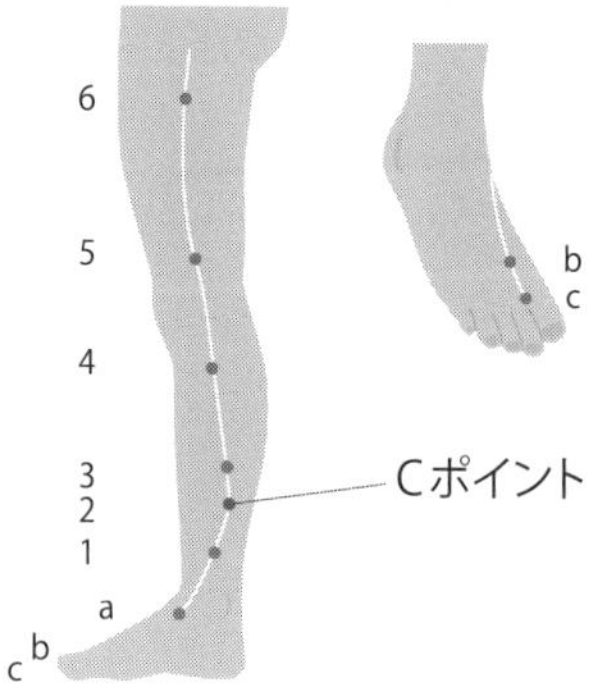

【陰経　A×Ⅱ】

足の内側で正中を走行するラインです。実際は他のラインとクロスするなど、手よりラインの走行が複雑になります。4、3、2、a、bcが重要ポイントです。

Cポイントは2になります。

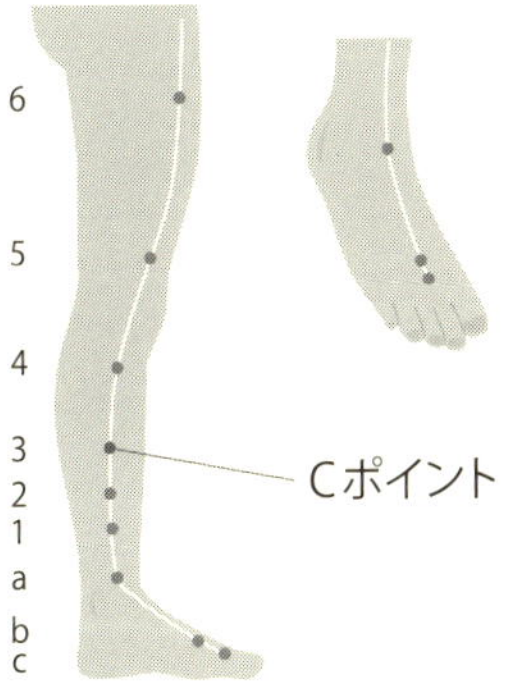

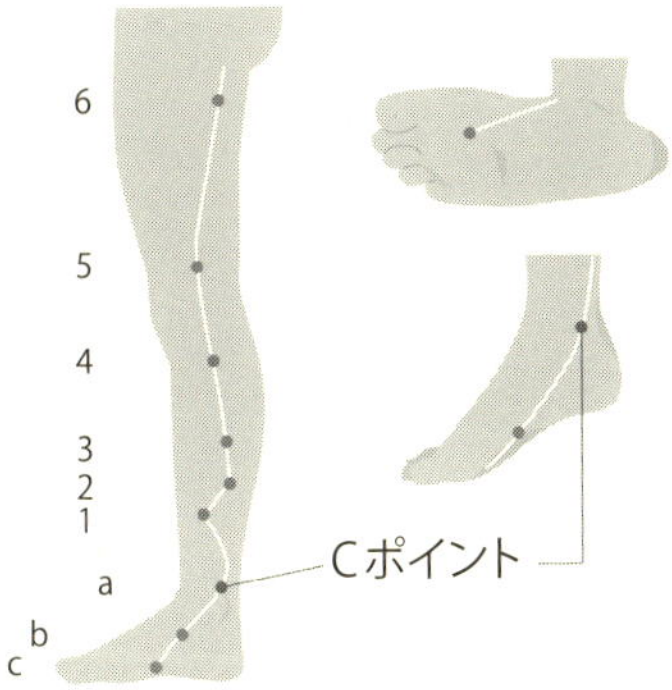

【陰経　A x Ⅲ】

足の内側で下方および裏側を走行するラインです。4、3、a、b、cが重要ポイントです。

Cポイントはaになります。

【陽経　A y Ⅰ】

足の外側で甲の正中部を走行するラインです。6、3、a、bcが重要ポイントです。

Cポイントは3になります。

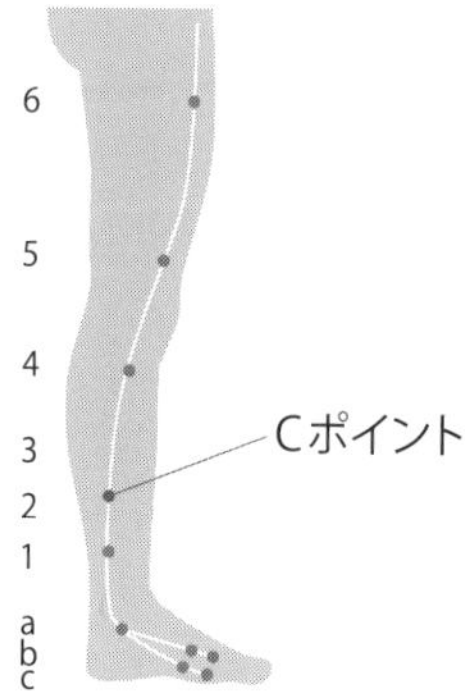

【陽経　AyⅡ】

足の外側部でほぼ真横を走行するラインです。実際はかなりジグザグと走行します。6、2、a、bcが重要ポイントです。

Cポイントは2になります。

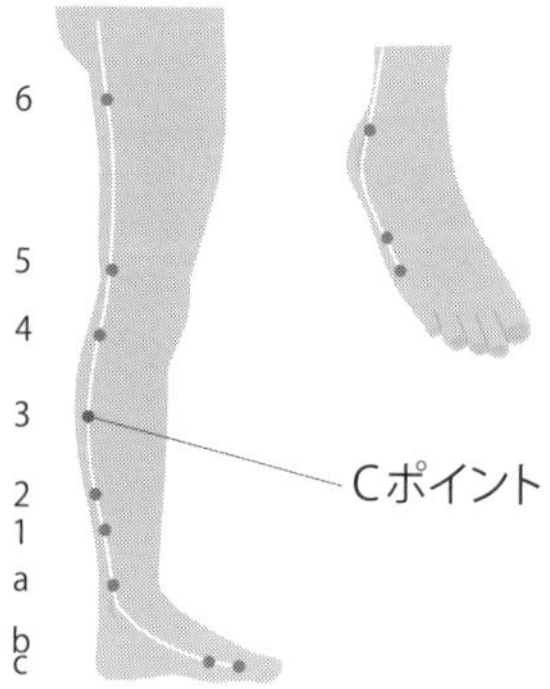

【陽経　AyⅢ】

足の外側部の裏側を走行するラインです。6、3、a、bcが重要ポイントです。

Cポイントは3になります。

施術のときはＣポイントをグーと押しながらＦポイントをグーあるいはグイグイと押します。Ｃポイントの整理です。

●手の陰経（Ｔ・ｘ）

ＴｘⅠ↓１　ＴｘⅡ↓２　ＴｘⅢ↓１

●手の陽経（Ｔ・ｙ）

ＴｙⅠ↓３　ＴｙⅡ↓２　ＴｙⅢ↓３

●足の陰経（Ａ・ｘ）

ＡｘⅠ↓ｂ　ＡｘⅡ↓２　ＡｘⅢ↓ａ

●足の陽経（Ａ・ｙ）

ＡｙⅠ↓３　ＡｙⅡ↓２　ＡｙⅢ↓３

次のページの図は手指のポイントｄと、施術する上での痛みのポイントを示した人体図です。

ポイントdは親指をのぞく4本の指にすべての経絡のラインが重複なく収まっています。人体図は、例えば頭痛ですとポイントがbcとなります。腰は4、かかとはbといった具合に決められています。

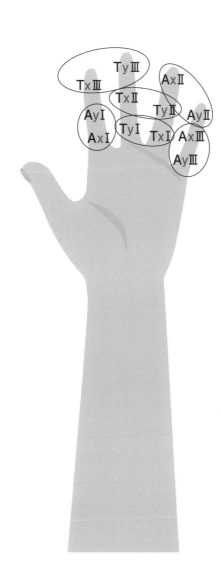

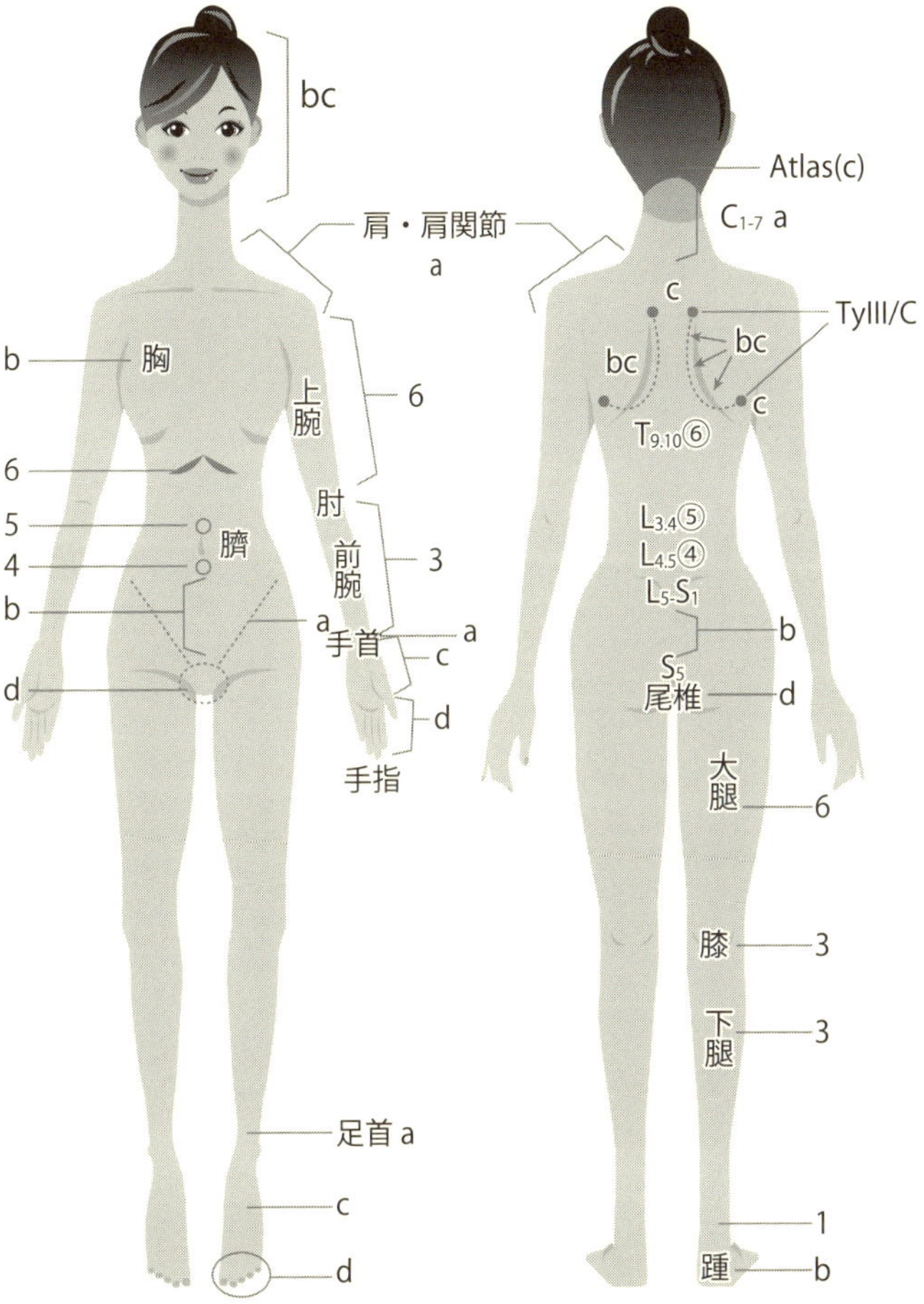
bc
肩・肩関節
a
b
胸
上腕
6
6
肘
5
4
臍
前腕
3
b
a
手首
a
c
d
d
手指
足首 a
c
d
Atlas(c)
C1-7 a
c
TyIII/C
bc
bc
c
T9.10⑥
L3.4⑤
L4.5④
L5-S1
b
S5
尾椎
d
大腿
6
膝
3
下腿
3
1
踵
b

縁ｒａｃセラピーとは

縁ｒａｃセラピーは遠絡療法のリラクゼーション版と考えてください。たくさんの方に親しんでいただけるようキャッチコピーは「グイグイグー2点ツボ押し」に決めました。聞いただけではピンとこないかもしれませんが、実際にやってみると「ああ、なるほど」と感じていただけると思います。

グーとグイグイ、グーとグーの2点押し、そしてグイグイの1点押しとの組み合わせで簡単に施術ができます。縁ｒａｃの面白いところは、痛みや重みの症状を改善するために、手から足から、右から左からと様々なアプローチがあるということ、それらの組み合わせによって効果を高められる点にあります。

また、ひとつの施術でグーとグー、グーとグイグイを併せて行うことで、2つのラインの氣の流れを短時間で改善させることができます。

また、縁ｒａｃは経済的にも効率的です。2本の押し棒を持って

①コントロールポイントである経絡を調整するCポイント

②ファンクショナルポイントである痛みの位置を示すＦポイントを組み合わせて施術するのが基本です。

手指の腹を使っても施術できますが、押し棒があれば症状に合わせて臨機応変に対応することができます。押し棒は木製がオススメです。１００円ショップに売っているものでも構いません。この低コストは本物だと思います。

縁ｒａｃと他のセラピーとの違い

世の中にはたくさんのセラピー、リラクゼーションがあります。セラピーには治療や療法という意味がありますが、一般的に薬や手術などによらない心理療法や物理療法のことを指します。

古代エジプトではヘリオセラピー（太陽療法）と呼ばれるカラーセラピーが存在していました。太陽の光が細胞を活性化させると考え、色ガラスを使用して赤や青など色彩の異なる部屋を設え、セラピーが行われていたといいます。ガラスはエジプトやメソポタミアで紀元前５０００年頃からつくられていたというから驚きです。しかもエジプトではガラスと宝石の物々交換が行われていたのですから、21世紀の私たちからしてみれば信じられない話です。

世界三大美女のひとり、クレオパトラは39歳で亡くなるまで肌年齢は15歳のときのままだったというエピソードが残されています。彼女が実践していたのがタラソテラピー（ギリシャ語のThalassa（タラサ）＝海と、フランス語のtherapie（テラピー）＝療法を組み合わせた用語）で、海水や海藻、海泥の有効成分を身体に取り入れるものです。現在も美を求める人たちに人気で、わざわざイスラエルの死海へ出かける人も多いようです。

縁ｒａｃはとても簡単で幅広い効能が期待できるセラピーといえるでしょう。しかも専用の道具や設備などを必要としません。ポイントを指、もしくは押し棒で押せばよいだけなので、場所を選ばず行うことが可能です。

もちろんどこの部位を押せばよいかという知識は必要ですが、難解な用語を覚えたり、特別な手法を習得するものではありません。

また、肩がこる、腰が痛いなどの症状をやわらげるものに指圧やマッサージがありますが、これは原因である部位に直接触れて施術が行われます。

美容院や理容室で簡単なマッサージをしてくれるところがありますが「肩、こっていますね」と声をかけられた経験はありませんか？　本格的なマッサージでは肩のあたりを念入りに揉んだり押したりするので、そのときは筋肉がほぐれて軽くなったような感じがしますが、翌日ひどい揉み返しがきた、という人が少なくありません。

肩こりというのは文字通り、肩の筋肉がこった状態で、筋肉の緊張によって充血している、血流が滞っている状態です。そのようなところに強い力で押したり揉んだりすると内出血して痛みや腫れが起こります。

これが揉み返しというもので、慢性的肩こりに悩まされている人の多くが、このループにはまっているといえるでしょう。

ある日、こんな張り紙を目にしました。「痛みなくして美は得られない」というような内容のことが書かれていました。ハードな施術をして代謝を高める療法なのでしょう。

「ここで我慢すれば痩せられる」「痛いけれど、効果があるに違いない」とポジティブに解釈するのは悪いことではありませんが、痛みを感じると身体は攻撃されていると判断します。強い刺激が加えられると交感神経が反応して、これが過剰になると筋肉の緊張、胃腸の働きが鈍るなどの症状が表れます。その結果、目まいやイライラ、食欲不振、動悸、吐き気などが起こる場合があります。

人それぞれなので断言はできませんが「健康になりたい」と願いながら真逆なことをやっているとしたら。とてももったいないことだと思います。

縁racはグイグイグーの2点押しで施術しますが、痛い部位とは離れた四肢のポイントを押圧するのが最大の特徴です。さきほど〝遠いところを押して効果が得られるのは経絡のおかげ〟とお伝えしましたが、私のクリニックにいらっしゃる患者さん、遠絡療法を受けて劇的改善をした人から「なぜ遠いところと離れたところを押して痛みが取れるの?」とよく尋ねられます。

完璧に説明するとなると専門書一冊分くらいの量になってしまいますので、簡単に説明すると次の通りになります。

私たちの身体は氣の流れで構成されていて、流れのラインが相互に影響を及ぼしながら循環していると考えられています。循環ですから円をイメージするとわかりやすいでしょう。ある場所からスタートして一周すれば、また同じところに戻ってきます。戻ったときに少し上のレベルに達していればいいわけです。

氣の流れが澱んで痛みが出ているとすれば、その部位を修復するために上流から、あるいは下流から、どこからアプローチしても改善すると考えれば何となく理解できるのではないでしょうか。


それから縁ｒａｃには体質を改善する効果があります。少しずつレベルアップしていくということからいえば、ごく当たり前の現象といえるかもしれません。「風邪をひきにくい」「頭が冴えて集中できる」などの嬉しい効果も期待できるでしょう。手前味噌ではありますが、縁ｒａｃはすごいです！

さっそくトライ！　縁racグイグイグーの2点押し

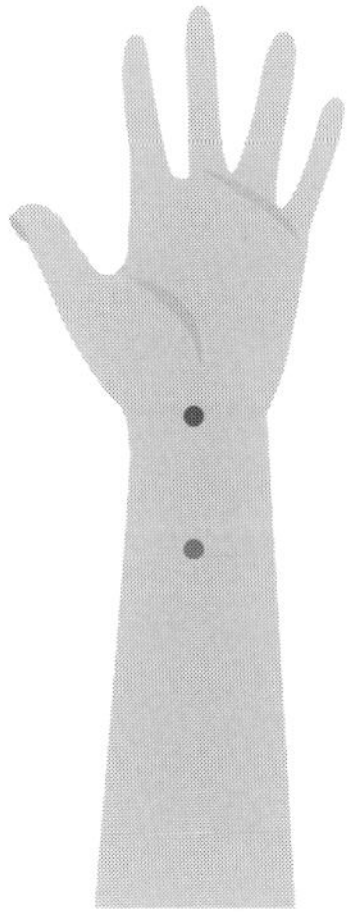

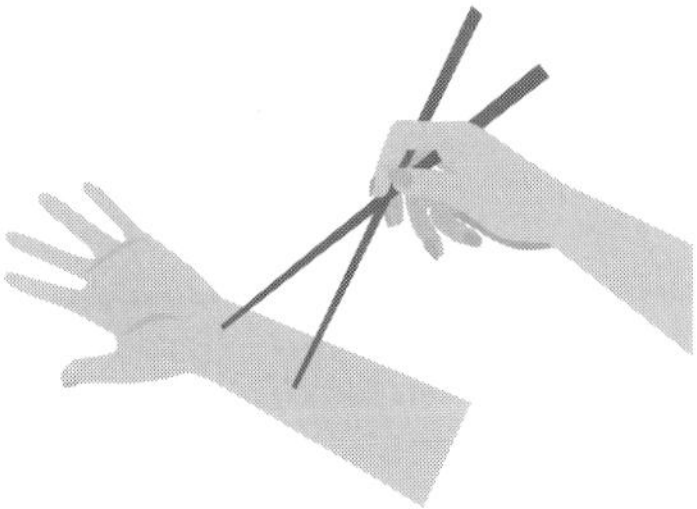

【頸部と肩甲骨周辺の痛みや重みを改善】

左手首の中央部分から3横指上方部分をグーと押しながら、手首中央の部分を最初にグイグイと10回、その後同点をグーと10秒押しします。1日3～5回ほど施術してください。

セルフケアの場合は片手で2本の棒をV字状に持って行います。

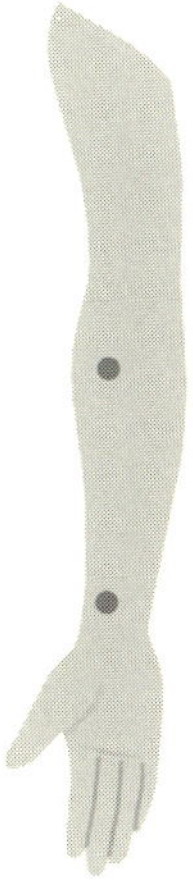

【左側腰の痛みや重みを改善】

右手首の親指の付け根から2横指上方のくぼみの部分を押し棒でグーしながら肘の外側から2横指ほど下方および内側の筋肉の分かれ目の点を最初にグイグイを10回、その後同点をグーと10秒押します。

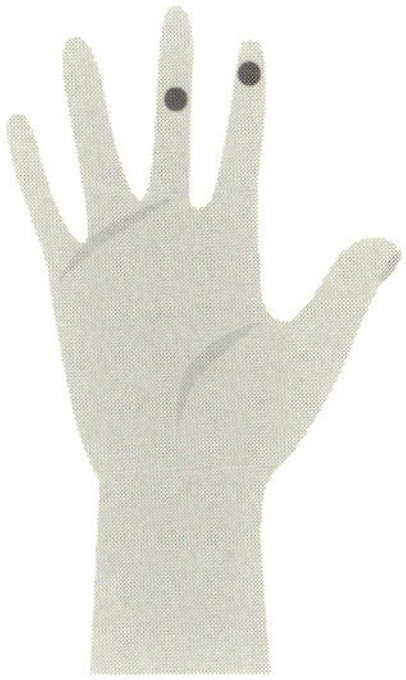

【脳の血流を活性化】

右手の人差し指の先と中指の真ん中の2点を同時にグーと10秒押します。

次に反対側の手も同じように行います。

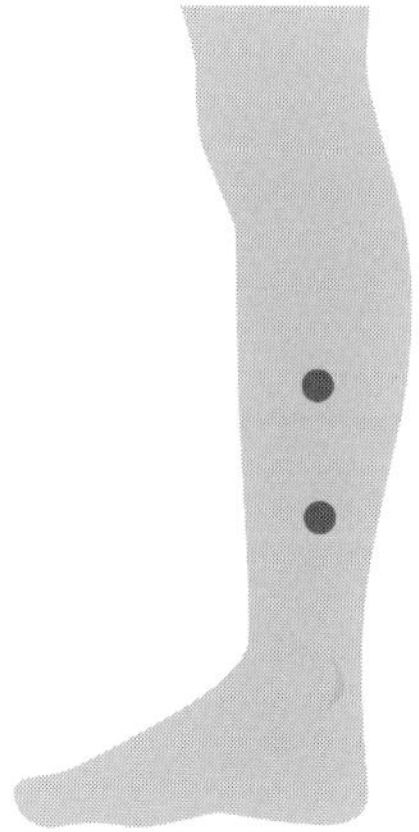

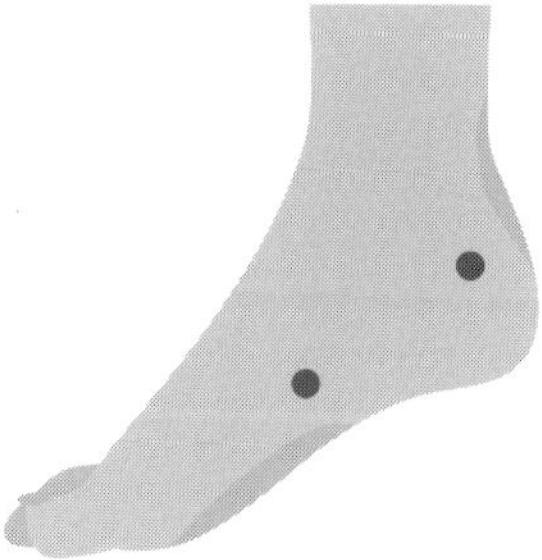

【左側膝の痛みや重みを改善】

右足首の内側でふくらはぎのラインと骨縁がぶつかる点から1横指ほど後上方の点とその点から骨縁にそって3横指ほど上方の2点を同時にグイグイと10回、その後グーと10秒押します。

【左側後頭部、腰内側の痛みや重みを改善】

右足首の内側で内果の後方のくぼんだ部位と足底の骨のアーチ最上方の2点を同時にグイグイと10回、その後グーと10秒押します。

縁racで人生が変わる〜顕在意識と潜在意識

私たちの意識は10％の顕在意識と90％の潜在意識から成り立っていて、潜在意識をいかに上手く引き出すかが人生を豊かにするかどうかの分岐点になるといわれています。以前はオカルトや神秘と思われていた意識の世界ですが、現代ではかなりメジャーになってきました。

顕在意識とは自覚できる意識のことで、思考・理性・知性・判断力をいいます。一方、潜在意識は自覚ができない意識のことで感覚・直感・本能的な欲求があります。

「近道をしたいから、あの角を右に曲がろう」は顕在意識ですが、歩いている行為自体は潜在意識がコントロールしています。歩くときにわざわざ「左足を踏み出したら右足を出して、次は右足を出して……」と考えることはありません。

これらの意識の概念を提唱したのがオーストリアの精神医学者であるジークムント・フロイトです。誰もが彼の名前を一度は耳にしたことがあるでしょう。身近なところでは夢判断です。私たちは眠っているときに夢をみますが、その多くが支離滅裂だったり、意味不明だったり。しかしフロイトは「夢は無意識の領域が反映されている、実に興味深い現象である」と説きました。

フロイトは私たちの行動は実は無意識に支配されていると考えました。無意識ですから自覚するのは不可能です。「この未知なる領域を知るためには夢の分析が効果的である」。そう確信した彼は夢の研究を重ね、病院にやって来る患者さんの治療に夢分析を取り入れたのでした。

私たちの意識のほとんどが無意識に支配されているわけですから、たった10%の顕在意識に頼るより、90%の潜在意識を活用したほうがずっと効率的といえます。『眠りながら成功する』という著書で一躍有名になったのがアイルランド出身の宗教家、ジョセフ・マーフィーです。

「眠りながら成功するって？　そんなに楽に成功できるなんて本当？」と思われたでしょう。ここには〝成功するには寝食を忘れて働かなければならない〟といった顕在意識が働いています。

ただし、ただ漠然と眠ればいいというものではなく、眠る前に達成感、成功した喜びをありありと体感して眠りに就く必要がある、と彼は記しています。眠る前のウトウトした状態では〝私には無理〟〝現実は○○だから……〟などネガティブな顕在意識の邪魔が入りにくい＝潜在意識がスムーズに働いて願望が達成する、というわけです。

また、潜在意識が持つ力を活用するものに催眠療法があります。これは催眠誘導を行い、潜在意識に直接語りかけ、あらゆる記憶の中から必要なものを選び出し、問題解決や症状改善へと繋げる心理療法です。

遠絡療法の講義の教科書の最後にも5次元の医療を通じて根本から人間の病を治すという項目があります。とても難解な内容なのでごく一部を取り上げて説明しましょう。

人間や動物、植物はそれぞれが独立した存在と認識しているのが、私たちがいる3次元の世界。一方5次元は宇宙に存在するすべてのものは集合的無意識で繋がっている、という考え方です。

集合的無意識を説いたのはスイスの精神科医で心理学者でもあるカール・グスタフ・ユングで「共通する普遍的な部分で人々は繋がっている」と分析しました。わかりやすくいうと「私は私、あなたはあなた」ではなく「私はあなた、あなたは私」ということになります。

100匹の猿のエピソードをご存知でしょうか。小さな島に野生の猿が生息しています。ある日、1匹が泥のついた芋を海水で洗って食べ始めたところ、他の猿も真似して食べるようになりました。やがて島全体の猿が芋を洗って食べるようになったのですが、興味深いのはここから先です。なぜか離れた場所に棲む猿も同じ時期、芋を洗って食べるようになったのでした。

人間なら電話やメール、口コミなどで情報をあっという間に共有することができますが、猿にその方法は不可能です。なぜ遠く離れた猿が同じ行動を取るようになったのか。それは、それぞれの意識が深いところで繋がっているからに他ならないのです。

そして5次元は調和が当たり前でバランスが取れた世界です。「私はあなた、あなたは私」ですから諍いをする意味がないのです。私たちの身体が競争を始めたらどうでしょうか？

「脳は心身の司令塔なのだから一番偉い」
「いや、目が見えないと何をするにも不便でしょう。だから目のほうがすごい」
「ちょっと待って。心臓が止まったら生命を維持することは不可能なのだから、心臓こそ重要でしょう」

馬鹿げた話と思われるでしょうが、5次元の世界からしてみれば3次元の世界はこれが当然のように行われています。人と人、国と国が争い、傷つけあう。どちらが優れているか、権力を持つかで牽制しあう。

A国が脳でB国が目でC国が心臓だと想像してみてください。どちらが上かなんてナンセンスですし、全く意味をなさないことだと感じませんか？

縁ｒａｃではすべての器官と顕在意識と潜在意識が繋がっていて、それぞれの調和がとれることで健康な心身を維持することができる、と確信しています。縁ｒａｃでつらい痛みや不快感から解放されることで考え方が前向きになり、行動力もアップすれば夢や目標に向かって積極的に取り組むことができるでしょう。

ある人が「美味しい料理を提供するレストランを開いて、お客様を笑顔にしたい」という夢を叶えたとします。一人の夢の実現は、やがて波紋のように広がっていきます。レストランが食材を仕入れたら、問屋やお店の売り上げになり、経済が安定します。お客様が美味しい料理に大満足したなら、それは心身の素晴らしい栄養になるでしょう。なかには心尽くしの料理に癒され、生きる力を取り戻す人がいるかもしれません。

一人が幸せになれば、その幸せは数えきれない人たちへ伝わっていきます。縁ｒａｃが幸せ連鎖の役に立てたら嬉しい、というのが私の率直な気持ちです。

縁ｒａｃの引き寄せ効果とは？

〝引き寄せ〟とインターネットで検索すると約２４５０万件のヒットがあります。その多くが〝引き寄せの法則〟に関する内容ですが、これは欲しい結果を意識的につくりだすというもので、現在ではこちらの意味合いのほうがメジャーになっているかもしれません。

縁ｒａｃの引き寄せは〝人との繋がり〟であり、それによって人が、世界が笑顔になることをいいます。

1月14日に第2回縁ｒａｃセミナーセルフケアコースが開催されました。そのとき参加なさったひとりが近隣消防士の隊長さんでした。3回ほど大きな病気を受け「自分の身体は自分でケアしなくてはいけない」を実感したといいます。長年悩まされていた肩の痛みが遠絡療法で改善したのをきっかけに、とても熱心に講座に参加してくださいました。

実は縁ｒａｃは心身の健康ばかりでなく、ビジネス展開にも大いに役立つ優れものです。2017年9月に横浜パシフィコで2日間にわたって開催された船井フォーラム2017に出展したのですが、2日間で約150人の来場者に、仲間と一緒に縁ｒａｃを施術しました。

そのときたまたま隣のブースに整膚（せいふ＝皮膚をまんべんなく引っ張り、経絡と感覚受容器に刺激を与え、疾病の予防や治療を目的とした療法）を行っている女性がいたのですが、その効能の素晴らしさに「私のクリニックでも施術できるよう、スタッフに教えてください」とお願いしました。ご快諾いただき、おかげで新たな施術を患者さんに施すことができるようになったのです。

先程の消防士の隊長さんが縁ｒａｃを学んだなら、激務で肩や腰を痛めやすい隊員の方々に施術してあげられます。美容師さんならカットやパーマなどの合間に縁ｒａｃをすればお客様の肩こりや眼精疲労などが改善されるかもしれません。

他にもネイルサロン、アロマテラピーと併せて行うことでお客様満足が向上、ビジネスとしても広がりができるのではないでしょうか。しかも縁ｒａｃは広いスペースや道具を必要としないので、椅子があればどこでも施術が可能です。いわゆる〝セラピーの併せ技〟ですが、様々なバリエーションが考えられると思います。

先日ノーベル医学賞を受賞された先生が「人生や仕事がうまくいく上で6Cが大切だ」と話していらっしゃいました。好奇心（Curiosity）、勇気（Courage）、挑戦（Challenge）、自信（Confidence）、持続性（Continuous）、集中力（Concentration）の6Cです。これは縁ｒａｃセラピストを目指す方にも当てはまるのではないでしょうか。

私は縁ｒａｃセラピストを育成し、全国に遠絡療法の大衆化路線の輪を広げることで世の中の役に立ちたいと考えています。２０１８年9月に初めてのセミナーが開催されましたが、その中からスキルの習得に熱心な方がご自宅などで縁ｒａｃの旗を掲げ、リラクゼーションセラピストとして起業していただけたなら、そこが健康発信基地になるに違いありません。

「ツボ押しが世の中を変える？　そんな馬鹿な！」と思われるかもしれません。しかし、ある歌の歌詞にもあります。

「本当に大切なものは隠れて見えない」。

縁ｒａｃもまた、隠れて見えない大切なものを可視化＝症状の改善をして、縁ｒａｃの波を広げていけると確信しています。

股関節の痛みを取ろうとしたら便秘が良くなった。腰痛の改善とともに偏頭痛が消えた。膝の痛みと一緒に耳鳴りが消えた。すべて氣のラインの改善による一石二鳥あるいは一石三鳥の効果ですが、もし短時間ですべての氣のラインをよくすることができたなら、脳も最高に活性化され素晴らしい人生になるでしょう。

氣の流れがよくなれば人生の氣もよくなり、世の中の氣がスムーズになれば戦争や諍いのない平和な世界が実現するはずです。

「世界平和なんて大袈裟な」といわれるかもしれませんが、私は具現化する実感のようなものを感じています。誰だって笑顔で毎日を過ごしたいでしょう。私たちは集合的無意識という絆で繋がっているのですから。

第2章

それぞれの医学からみた遠絡

遠絡統合医療とは

第1章でも述べましたが、遠絡は痛いところを直接触らずに26本の経絡のラインを活用して、四肢（手足）や正中部（体の中心）の決められたポイントを棒やレーザーで押して脳や脊髄、末梢神経の氣の流れを円滑にして鎮痛効果を得ようとするものです。

遠絡療法（遠道相応穴位経絡治療法）は、なかなか改善がみられない難治性の痛みや心身の様々な症状を改善するために西洋医学と東洋医学の限界を融合した新しい治療法です。

現代医学では症状ごとに検査をして病名をつけ、対症療法が中心になりますが、遠絡医学では、複数の症状から病因を脳や脊髄などの中枢部より診断し、根源治療を行います。

遠絡療法は単なるツボ押しではなく、病因そのものを改善させる視点で療法を発達させてきました。西洋医学的な視点での医療はもちろん大切ですが、どうしても改善しない場合にこの遠絡療法を導入することで好転する可能性があります。脳と脊髄の氣の流れをよくすれば人間としての治癒力がアップするという考えです。

遠絡的病態解析

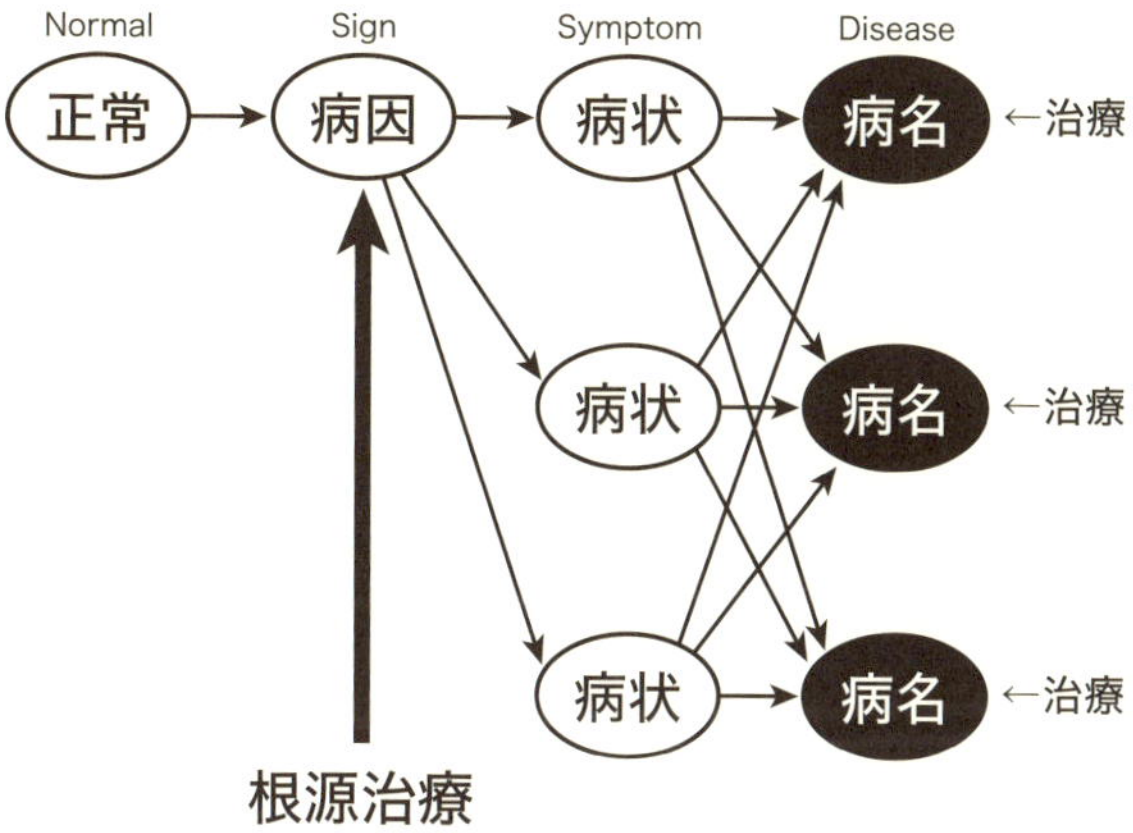

中枢から波及する病態の例

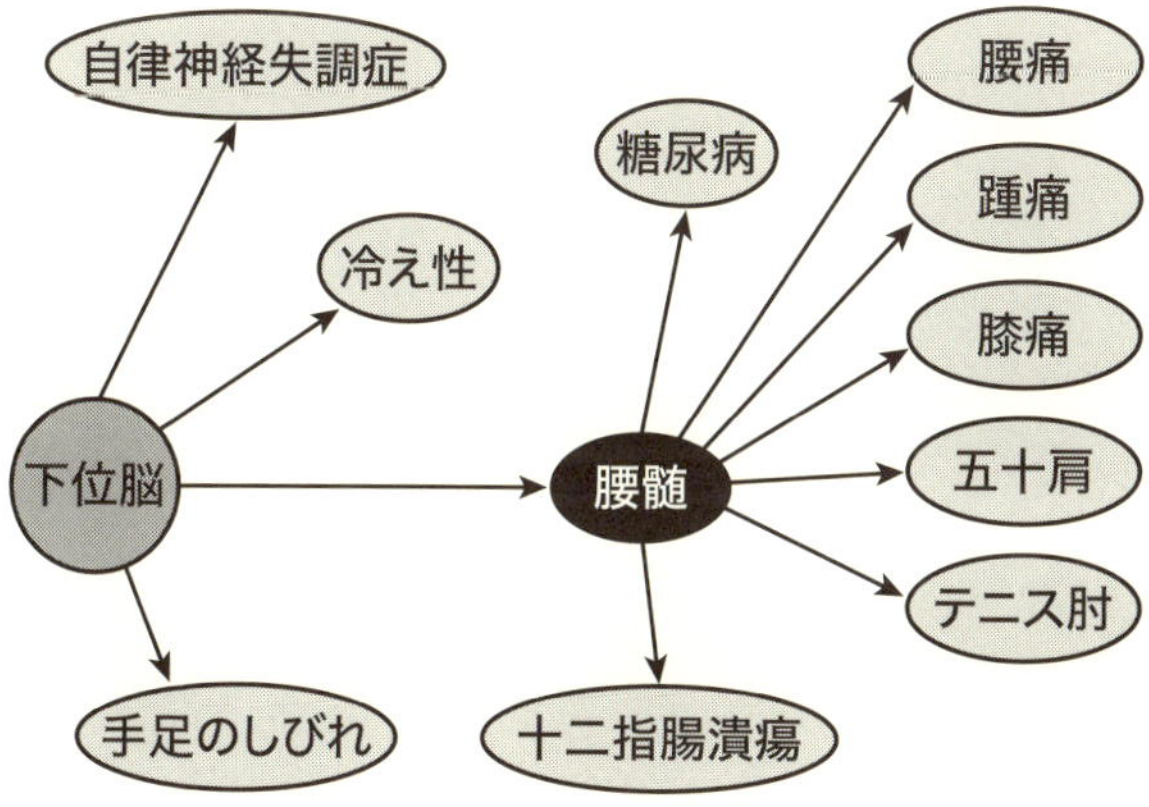

遠絡と五感〜感覚の目覚め

五感とは視覚・聴覚・嗅覚・味覚・触覚のことですが、これは古代ギリシアの哲学者アリストテレスが起源とされており、古くから使われている分類法です。

私たちは当たり前のように、この五感を使って生活していますが、それぞれの感覚は同時に発達したものではなく、母胎で順番に発達していきます。

まず最初に育ち始めるのが触覚で、胎児が指を吸ったり、身体に触れるなどの行為がみられるようになります。このとき脳に刺激が伝わり、神経回路がどんどん育っていきます。

次が聴覚で、母親の心音、血液が流れる音を聞き取っています。もちろん外の音も聞こえていますから、おなかの赤ちゃんに絵本を読み聞かせる、家族がたくさん声をかけてあげる、クラシック音楽を聴かせる、など胎内教育が行われるわけです。

これは赤ちゃんばかりでなくお母さんにもよいとされていますが、胎教という言葉の起源は中国で、聖人君主を形成する教育思想の一種といわれています。

生まれたばかりの赤ちゃんの視力は０・０１～０・０２くらいです。生後３か月頃から発達していき、物の識別がハッキリつくようになってきます。

味覚は妊娠28週頃から甘味と苦味、酸味が、発達していきますが、旨味と塩味は生まれたあとから感じるようになっていきます。

嗅覚はとても発達していて、ほぼ大人と同じくらい敏感です。口にするものが安全かどうか、判断するためにも嗅覚は重要な感覚だからです。

では、五感を司る脳はどうでしょうか？　生まれたばかりの赤ちゃんの脳の神経細胞（ニューロン）の数は成人の約1．5倍あり、成長とともにその数は減少していきます。

脳の神経細胞は成長するにしたがって、それぞれが繋がることで発達していきますが、この神経細胞同士のジョイント部分がシナプスです。シナプス結合は０～３才が活発で、脳の約80％がこの時期に完成するといわれています。

赤ちゃんの寝かしつけのときにも効果があると思われる遠絡ですが、肌に触れるということは様々なメリットが考えられます。赤ちゃんの感覚はとても敏感で優しく触れられるとオキシトシンが脳から分泌され、リラックスします。このとき赤ちゃんばかりでなく触れた人の脳内でもオキシトシンが分泌されます。

肌に触れる＝スキンシップには成長ホルモンの分泌を活性化させる、という報告がされています。新陳代謝を高める成長ホルモンがスムーズに分泌されることで赤ちゃんは健やかに成長していきます。

成長ホルモンは脳の下垂体から分泌され、加齢と共に減少していきます。思春期にピークを迎え、成人期には50％以下に、徐々に減少していき70代では30％を下回ります。成長ホルモンは骨や筋肉を丈夫にするほか、スムーズな代謝を促す、臓器を修復・再生する働きがあり、健康維持のために欠かせないものです。

成長ホルモンというと子供の成長に必要なもの、という印象がありますが、成人してからも重要な役割を果たすことがおわかりいただけたでしょう。

「遠絡を始めて若返った気がする」という人がいらっしゃいますが、遠絡には代謝を高めるポイントが複数ありますので、〝気がする〟のではなく、〝実際に若返った〟のではないでしょうか。

遠絡と五感～視覚

目に入ってきた光が角膜の後ろの水晶体（レンズ）で屈折してガラス体を通過、眼球の奥の網膜上で像を結びます。網膜にある視細胞が光によって刺激を受けると、それが信号となって脳に伝達されます。このとき網膜に映る像は上下逆さまですが、脳によって変換、正しい位置を認識することができています。

私たちの身体は血管を通して酸素を供給していますが、角膜には血管がありません。これは透明性を高めるためなのですが、角膜の上皮細胞は涙の層を通じて空気中から酸素を取り入れています。

電車に乗っているとほとんどの人がスマホを操作しています。その結果、ドライアイに悩む人が急増しています。電車で新聞や雑誌、単行本などが多く読まれていた時代がありましたが、なぜここ数年、ドライアイの人が増えているのでしょうか。

それはスマホのブルーライトが目に刺激を与えているのが一因しており、パソコンのディスプレイも同様です。

どうしても目を酷使しなければならない環境にあるからこそ、目の健康に気を配ることが大切です。ブルーライトをカットする眼鏡を使用する、目を休ませる時間を持つ、目の周辺の筋肉の疲れを和らげるビタミンＢ１（豚肉、玄米など）や水晶体の代謝と免疫機能を高めるビタミンＢ６（まぐろ、鶏肉など）、視神経の伝達をサポートする亜鉛（牡蠣、牛肉、卵など）を取るなど食生活にも気を配りましょう。

また、ドライアイになる身体的な原因は涙の分泌減少や蒸発過多が考えられます。涙の分泌は副交感神経が優位に働くと増加し、交感神経優位には減少します。このことから遠絡では副交感神経が優位に働くポイントを押さえることでドライアイが緩和されると考えられます。

目の老化、それが老眼ですが早い人では30代後半くらいから始まるといわれています。疾患などがない状態で、新聞や本の細かい文字などが読みにくい、瞬時にピントが合わない、などの症状が出てきたら老眼と考えて間違いありません。

老眼は目の中にある水晶体の弾力性が低下して硬くなる、水晶体を支える毛様体筋が衰えてピントを合わせる調整機能が低下することで起こります。

「老眼は老化が原因なのだから、諦めたほうがいい」という方がいらっしゃいます。確かに若々しい頃に戻すことは不可能ですが、症状の緩和は可能です。水晶体の弾力性が低下する原因のひとつが紫外線です。

お肌のＵＶケアをするように目のケアもしてください。外出するときはサングラスをかける、帽子をかぶるなど紫外線予防を。目の健康のところに記しましたが、目にいい食材も積極的に摂るようにしましょう。

遠絡療法では顔面神経の機能を活性化することでドライアイの治療を行います。ほかにも遠絡によって頚部から間脳（視床・視床下部）の流れをスムーズにすることで、眼精疲労が緩和します。また、疲れ目に効果的なポイントがありますので、こちらもぜひ実践してください。

遠絡と五感～聴覚

耳の構造は外耳、中耳、内耳の3つに分かれています。内耳はさらに蝸牛と前庭、三半規管に分けられ、その先は聴神経で脳へと繋がっています。

音は外耳にある耳介で集められた音は外耳道を通り、鼓膜からツチ骨、キヌタ骨、アブミ骨を振動させて音を増幅させます。次に蝸牛の中にあるリンパ液が振動して有毛細胞へと伝わり、電気信号に変換されて脳に届きます。そして脳で信号が処理されることで音として認識されるというのが聴覚のメカニズムです。

私たちが感じることができる音の振動数は16～20Hzから2万Hzですが、加齢とともに高い周波数の音が聞こえにくくなっていきます。なかでもサ行、タ行は高い周波数で構成されるため、聞き間違い、会話の内容が上手く理解できなくなります。

ときどき高齢者の方から「孫の言っていることがよくわからないの。私はボケ始めたのかしら？」と相談されることがありますが、理解力の問題ではなく聴覚が原因している場合が多々あります。

聴覚の低下は加齢ばかりではありません。ヘッドホンステレオやクラブなどで、長時間大音量で音楽を聴く、工事現場など長時間大きな音がする環境にいる、という物理的な原因のほか、ストレスによって起こる心因性難聴があります。

大音量で音楽を聴かない、騒音下で作業をするときは耳栓をする、静かな場所で耳を休める、ストレスの原因を解決する、など早めに対処しましょう。

耳には音を聞く働きのほかに平衡感覚を保つ機能があります。平衡感覚を司るのが三半規管（前半規管、後半規管、外側半規管）で、内部にリンパ液が入っています。身体の動きに合わせてリンパ液が流れますが、流れる方向によって身体の向きを感知してバランスを保つ働きをしています。

平衡感覚は三半規管から神経を通じて脳に伝達されますが、平衡神経にトラブルが生じると回転性のめまいが起こります。このとき三半規管の中にある耳石が動くことで、実際は動いていないのに〝身体が動いている〟と判断されてしまい、それが脳に伝わってめまいが生じます。これを良性発作性頭位めまい症といいます。

同じように回転性のめまいが起こるのがメニエール病ですが、原因は三半規管のリンパ液が増えることで起こります。

難聴は耳鳴りを伴うことが多いのですが、我慢したり放置すると、聴覚を補おうとするため脳に負荷がかかり、かえって耳鳴りが強くなる、他の疾患を引き起こすといった負の連鎖が起こりやすくなります。早め、早めのケアを心がけましょう。

遠絡療法では物理的な障害や感染で起こる難聴以外は、神経に関わる流れの滞りが原因と考えます。内耳や聴神経に対応するポイントに働きかけ、流れをスムーズにすることで症状が緩和します。

「耳鳴りが気になっていたので遠絡を受けたら、めまいがしなくなった」という人がいらっしゃいました。症状が違っても原因となる部位が同じであれば遠絡によって改善することが多くあります。改めて遠絡は好適な療法であると確信します。

遠絡と五感～嗅覚

人間は約400種類の嗅覚受容体を持つといわれています。それらを組み合わせることで数十万種類の匂いを嗅ぎ分けることが可能です。

匂いは鼻腔最上部の嗅上皮と呼ばれる粘膜で感知され、嗅上皮にある嗅細胞から発信された電気信号が嗅神経、嗅球、脳の大脳辺縁系に伝わり、匂いとして認識されます。

他の感覚と違って嗅覚が直接本能に働きかけるのは、匂いの情報が大脳辺縁系の扁桃体や海馬という本能行動や感情、記憶をコントロールする部位に直接伝わるためといわれています。

匂いの情報は大脳辺縁系へ到達したあと、視床下部から脳下垂体に届きます。自律神経の最高中枢と呼ばれる視床下部は体温や呼吸、血圧、消化、睡眠などをスムーズに機能させる役割を果たしています。

また、嗅覚は睡眠中も休むことはありません。その昔、人間は外敵から身を守る必要がありました。もちろん視覚や聴覚も大切ですが、もし敵がどこかに隠れていたら？　真っ暗で何も見えない状況だったら？　音もなく忍び寄ってきたら？　嗅覚は匂いを感知する以外にも身を守るための重要な感覚といえるでしょう。

花や果物の香りでリラックスした気分になることがありますが、これは香りで刺激を受けた脳が神経伝達物質を分泌しているためです。セロトニンは心に安定をもたらす効果がありますが、これを活用したのがアロマテラピー。レモンはリフレッシュ、ネロリは情緒の安定、ラベンダーには安眠効果があるなど、様々な場面で使用されているようです。

現代のような様式でのアロマテラピーが広く知られるようになったのは20世紀に入ってからですが、精油による治療は遥か昔から行われていました。それは紀元前のメソポタミア文明までさかのぼるといわれています。

また、アロマテラピーばかりでなく、コーヒーや紅茶、好きな食べ物の香りも私たちに癒しをもたらしてくれます。嗅覚は匂いの感知、自己防衛に加えてヒーリング効果を得るための素晴らしい器官でもあったのです。

そして嗅覚は記憶領域と密接な関係があると考えられています。ふと匂いを嗅いだとき「子供の頃、よく遊んだ原っぱの匂い」「大学生の頃に通った図書館の匂い」など、思い出したことはありませんか？　フランスの作家マルセル・プルーストの長編小説『失われた時を求めて』の中に「紅茶に浸したマドレーヌを口にした途端、遠い昔の子供の頃を思い出す」という文章があります。匂いがきっかけで記憶がよみがえることをプルースト現象（効果）と呼ぶことがあります。

何かを印象づけたいとき、香りを活用するのは嗅覚と記憶の深い結びつきを活用したもの、といっていいでしょう。ステージや映画館、舞台などで香りでの演出が行われたりしていますが、全く香りがないときと比べて記憶に残る、感動が高まるといわれています。香水も演出効果がありますが、つけすぎると不快な香りとして認識されてしまい、逆効果です。くれぐれもつけすぎには注意しましょう。

では嗅覚に支障をきたすとどうなるでしょうか。食べ物の味がわからなくなり、食欲が低下します。また、腐った食べ物やガス、焦げた臭いに気がつかず、危険な目に遭うかもしれません。嗅覚障害の原因は風邪のウイルス、慢性副鼻腔炎（蓄膿症）、外傷、薬剤の影響、ストレスのほか、脳腫瘍、パーキンソン病、アルツハイマーなどが考えられます。

鼻の疾患がないのに匂いがわからない、というときは早めに専門医にかかりましょう。

花粉の季節になると、たくさんの人が悩まされるのが花粉症です。季節性アレルギー性鼻炎とも呼ばれていますが、スギやヒノキばかりでなくシラカンバ、コナラ、ブタクサなどの花粉の飛散によって、春から秋にかけて、くしゃみや鼻水、目のかゆみなどでつらい思いをしている人が増えてきているようです。

花粉症の場合、目や鼻、口から花粉が入ると、これを排除する抗体「IgE」がつくられます。このIgE抗体は目や鼻にある肥満細胞と結びつき、花粉が侵入すると肥満細胞からヒスタミンなどのアレルギー誘発物質が分泌され、くしゃみや鼻水、目のかゆみが起こります。これらの症状は花粉を体外に出す働きをするもので、ある意味大切ですが、不快な症状が続くのは鬱陶しいものです。

一方でダニやカビ、ハウスダスト、ペットの毛などが原因で起こるのが通年性アレルギー性鼻炎です。いずれの場合も集中力の低下、仕事や家事、学業に支障をきたすなど、様々な影響を及ぼします。

遠絡療法では、季節性、通年性ともに脳下垂体の働きが滞ることが原因と考えています。第一頸椎に炎症が起こると、視床~視床下部、脳下垂体の静脈にうっ血が生じて機能が低下、アレルギーが起こりやすくなります。

このうっ血を改善する手足、のどのポイントに押し棒やソフトレーザーで刺激を与えることでアレルギーの発症を防ぐ治療を行います。この部位を刺激することで肩こりや冷え性、睡眠障害が改善されたという報告もありました。

長年アレルギーに悩まされ、マスクやゴーグル、薬が手放せないという人は、ぜひ遠絡療法を受けてみてください。〝鼻の元気〟を取り戻せるかもしれません。

遠絡と五感〜味覚

「新しいご馳走の発見は人類の幸福にとって天体の発見以上のものである」フランスの美食家、ブリア＝サヴァランの言葉です。生命を維持するために食は絶対に欠かせないものですが、食は私たちに喜びを与えてくれます。

私たちは舌にある味蕾《みらい》で味を感じ取り、ニューロンという神経細胞で脳に伝えられます。味蕾は舌ばかりでなく上あごや喉の奥などにもあり、亜鉛の働きによって10〜12日で新しい細胞に入れ替わっています。

味覚は酸味、塩味、苦味、旨味、甘味の5つの要素で成り立っていますが、辛味は痛覚に分類されるため5基本味には属しません。辛味を感じるのは舌の痛点で、三叉神経によって脳に伝えられます。ちなみにアリストテレスは味を酸味、塩味、苦味、甘味、厳しさ、鋭さ、荒さの7種類に分類したといわれています。厳しさ、鋭さなどは感覚的な印象がありますが、それらが辛味、渋味だったのかもしれません。

甘味はエネルギー源としての糖を、塩味はイオンバランスの維持のためのミネラルを、旨味は身体をつくるたんぱく質などを感じ取りますが、これらは生きるために大切な栄養素であり、苦味や酸味は毒物や腐敗物など危険な物質の摂取をしないための重要なシグナルといえます。

しかし私たちは苦味、辛味のある食べ物を口にしています。例えばビール、コーヒー、キムチ、辛子明太子……。

苦味のある食品にはカフェインなどストレスを緩和させる物質が含まれているため好んで摂るのではないか、という説があります。また、疲労やストレスが蓄積すると、だ液中のリン脂質が増えて苦味を感じにくくなるともいわれています。

では辛味はどうでしょうか。辛い物を食べると脳内にβエンドルフィンという鎮痛作用のある物質が分泌されます。βエンドルフィンは脳内麻薬とも呼ばれ、鎮痛のほか気分の高揚、幸福感をもたらします。ときどきレストランでピザに驚くほどのチリソースをかけている人を見かけることがありますが、その人の脳内ではβエンドルフィンがどんどん分泌されているのでしょう。

ちなみにβエンドルフィンが増えると、免疫細胞であるT細胞やB細胞が増加することがわかっています。苦い、辛い食べ物の程よい摂取は心身によい影響を与えるといえるでしょう。

料理の味が薄く感じられる、または味がわからない、料理の味つけが濃すぎる、と言われた。これらの場合考えられるのが味覚障害です。原因としては加齢による味蕾の数の減少、亜鉛不足など。亜鉛は体内でつくることができません。そのため食べ物から摂取する必要があるのですが、偏食やダイエットなどで亜鉛の摂取量が不足すると味覚が低下します。亜鉛が豊富に含まれる食材は米、小麦、オートミール、牡蠣、昆布、煮干し、ホウレンソウ、大葉、納豆など。亜鉛はアンチエイジング、生活習慣病の予防も期待できます。

亜鉛不足は薬の副作用でも起こります。抗アレルギー薬、解熱・鎮痛薬などの服用によって亜鉛が体外に排出、味覚が鈍くなるほか、肝臓病、腎臓病、糖尿病、消化器の疾患や貧血でも亜鉛不足になります。

芸術家であり美食家であった北大路魯山人は昆布とかつおぶしの煮だしだけでつくるとろろ汁を好みました。「暑くて食欲がないときでもご飯が5杯はいける」とのこと。亜鉛が含まれる昆布を美味しく食べる方法のひとつではありますが、５杯は多すぎるかもしれません。

視覚や聴覚にトラブルが起こると、ほとんどの人は速やかに専門医にかかりますが、味覚障害はさほど重要視されていない傾向があります。しかし味覚障害を放置しておくと、「何を食べても味気ない」と食事を積極的に摂らなくなったり、塩分や糖分の過剰摂取が起こりやすくなります。味覚障害の診療は耳鼻咽喉科が専門です。放置せず早めに受診してください。

遠絡療法では味覚障害は脳神経の圧迫症状が一因していると考えます。脳表面の血管拡張と血管周囲の神経からくる炎症の場合、頭痛を伴うことが多く、片頭痛に悩んで遠絡療法を受けたところ、食べ物の味がはっきりわかるようになった、という人がいらっしゃいます。味覚障害かもしれない、と感じたら亜鉛を摂る、片頭痛に効果があるポイントを押してみてください。

遠絡と五感～触覚

触覚は五感のうち最も原始的な感覚です。自分が置かれている環境を察知するための重要な機能であり、皮膚は〝第3の脳〟ともいわれています。これは受精卵が細胞分裂するとき脳と皮膚が同じルーツを持つことに由来、皮脳同根《ひのうどうこん》と呼ばれることがあります。

例えばマッサージを受けていると心地よい、好ましいと感じる人と手を繋いでいるだけで心が安らぐ、という経験があるでしょう。赤ちゃんがお母さんに優しくマッサージされてすやすや眠ってしまうのも触覚が大きく影響しています。

逆にストレスが溜まったとき、顔色が悪くなる、肌荒れが起こる、というのは自律神経のバランスの崩れが一因ですが、肌のコンディションがその人の生活環境や心身の状態を表すといっても大袈裟ではありません。なかなか肌荒れが治らないときは生活のリズムはどうか、ストレスが溜まっていないか、チェックしてみてください。

さて、私たちの身体を覆う皮膚は成人で面積が約1．6㎡、外部からの刺激や衝撃から身体内部を守る働きをしています。ほかにも体温や水分の調整、微生物や有害となる刺激から身体を守る、など生命を維持するために欠かせないものです。いわゆる超高性能な鎧のようなもの、と考えていいでしょう。

皮膚及び粘膜の感覚を皮膚感覚といいますが、皮膚感覚はさらにいくつかの感覚に分類されます。皮膚にはこれらの感覚を感じる非常に小さい器官（受容器＝感覚の入り口）で形成されています。

例えば、指先には1平方センチあたり約1500のマイスナー小体、約750のメルケル触盤、約775のパチーニ、ルフィニ小体があります。手の甲を爪楊枝で押してみると、とても痛いと感じる部分と、そうでもない部分があるでしょう。とても痛いと感じる部分には痛覚の受容器があります。

それぞれの受容器を簡単に説明すると次のようになります。

●触覚（何かが触れている感覚）：メルケル触盤、マイスナー小体、ルフィニ小体、自由神経終末

●圧覚（押されている感覚）‥ルフィニ小体、パチーニ小体、自由神経終末
●温覚（暖かいという感覚）‥自由神経終末、ルフィニ小体
●冷覚（冷たいという感覚）‥自由神経終末
●痛覚（痛いという感覚）‥自由神経終末

また、皮膚には〝C触覚線維〟という神経線維の束があります。これは触れたときにどのように感じたか、に深い関りがあります。

マッサージを受けた人なら経験があると思いますが、人の手で程よい強さでマッサージされると、とても心地よく癒される感じがしたはずです。ほかにも疲れたとき、つらいときに家族がそばに寄り添っているだけで気持ちが和らぎ、笑顔を取り戻せる。

このとき手を握ったり、ハグをしたりという触れ合いもありますが、直接触れていなくても私たちは確かに何かを感じ取り、それが心身によい影響を及ぼします。逆に苦手だと感じる人から触れられると鳥肌が立つ、傍に来られるだけで不快な気持ちになることがあるでしょう。これは皮膚感覚のほかに、その人が持つ〝氣〟を感じているのではないかと

私は考えます。

C触覚線維は触れられて「気持ちいい」と感じたときに活性化して、自律神経の中枢である視床下部に伝わりオキシトシンが分泌されます。

また、触り心地がよいものに触れる、撫でることでもC触覚線維が活性化します。フワフワ、モフモフ、と表現されるもの、例えばぬいぐるみやクッション、犬や猫といったペットなど。オフィスにフワフワしたマスコット人形を置いて癒されている、という人がいらっしゃいますが、とてもよいアイディアだと思います。


遠絡療法はむずむず脚症候群にも効果をもたらしています。むずむず脚症候群は座ったり横になったりすると足がむずむずする、かゆみや痛みを感じるというもので、脳内の神経伝達物質のひとつであるドーパミンの機能障害が原因ではないかといわれています。

通常はパーキンソン病の薬を用いることが多いのですが、指の2点押しを中心とした遠絡療法を行ったところ、足の裏のむずむず感、しびれや痛みが取れ、とても喜ばれました。

第3の脳と呼ばれる皮膚、そこにあるポイントを押すことで生体の流れ（ライフフロー）をよくして身体の機能を整える遠絡療法は、まだまだ多くの可能性を秘めていると私は確信しています。

また、遠絡療法を受ける方のC触覚線維が活性化、オキシトシンがおだやかに分泌されるよう、心を込めて施術を続けていきたいと思います。

東洋医学と遠絡との関係

東洋医学には陰陽五行説という基本概念があります。古代中国では自然界に存在するものすべては陰と陽から成り立っていると考えられていました。例えば月と太陽、地と天、裏と表、女と男などのように互いが補い合って調和がとれているという思想です。

陰と陽は正反対の性質を持っていますが、それぞれが反発し合うことはありません。片方の勢いが強くなり過ぎないようバランスを取りながら密接に関わり、存在しています。

例えば私たちの体は約60兆個の細胞で成り立っていて、毎日1兆個の細胞が入れ替わり、

1か月で30兆個、2か月で60兆個が新しい細胞に生まれ変わっています（更新速度は組織や臓器によって異なります）。細胞や組織、内蔵は陰、エネルギーや生命力は陽にあたり、肉体もまた陰陽のバランスを取りながら活動しているのです。

また、「大地に降る雨（陰）が蒸発して天の雲（陽）をつくり、その雲が雨を降らせる」というように陰が陽を生み、陽が陰を生む関係もあります。

陰陽の話を図で表現しているのが太極図です。誰もが一度は目にしたことがあるでしょう。太極図は中国や周辺諸国で国旗などの図案に用いられてきました。中国では精進料理、薬膳料理などのスープや料理の盛りつけの際に描いたり、京劇では神仙や軍師、占い師を演ずる俳優が太極図が描かれた衣装を身に着けることがあります。最近ではアクセサリーやファッションにも取り入れられているようです。

太極図は白黒の勾玉を組み合わせたような形をしていて、中国ではこれを魚の形に見立て陰陽魚と呼んでいます。黒は陰を表し右側で下降する氣を、白は陽を表し左側で上昇する氣を意味しており、魚尾から魚頭に向かって領域が広がっていくのは、それぞれの氣が盛んになっていく様子を表しています。

「陰が極まれば陽に変じ、陽が極まれば陰に変ず」。

陰の中央にある白い点は陰中の陽を示し、どんなに陰が強くなっても陰の中に陽が存在し、後に陽に転じることを。そして陽の中央の点は陽中の陰を表し、陽が強くなっても陽の中に陰があり、後に陰に転じることを表しています。

五行説が生まれたのは紀元前の中国といわれています。万物は木・火・土・金・水の5つの元素に分けられ、これらの要素が循環することによって自然界が構成されているという考え方です。

それぞれの元素は相生・相剋で成り立っており、相生は木生火、火生土、土生金、金生水、水生木で助け合ったり生み出される関係で、相剋は木剋土、土剋水、水剋火、金剋木で反発し合う関係となります。

臓器でいえば腎臓・膀胱が元気で肝臓・胆のうがよくなれば、心臓や小腸も健やか（相生）ですが、肺や大腸の不調で肝臓や胆のうが悪くなると脾臓や胃も調子が悪く（相剋）なります。

私たちの臓器は五臓と五腑に分かれ、臓は陽に属し、心の臓、腎の臓、肝の臓、脾の臓、肺の臓となります。陰の内臓である五腑は小腸、膀胱、胆、胃、大腸で、六臓六腑という場合には心包と三焦が加わります。

心包は心の臓を包み込み保護する袋、三焦は人間が体温を維持するために持っている3つの熱源で上焦は横隔膜より上部、中焦は上腹部、下焦はへそ以下にあります。人間は自然の一部なので、自然の法則から外れた場合に病気にかかり元の自然の法則に戻せば病気は治癒すると考えられています。

遠絡療法を施術するうえで非常に大切な図が次のページにある六行図で、気の流れと経絡との関係、施術の方法の虎の巻を1枚の図で表現したものです。この図がないと施術はできないといっても過言ではありません。

下の表は施術する経絡上のラインと陰陽五行との関係になります。

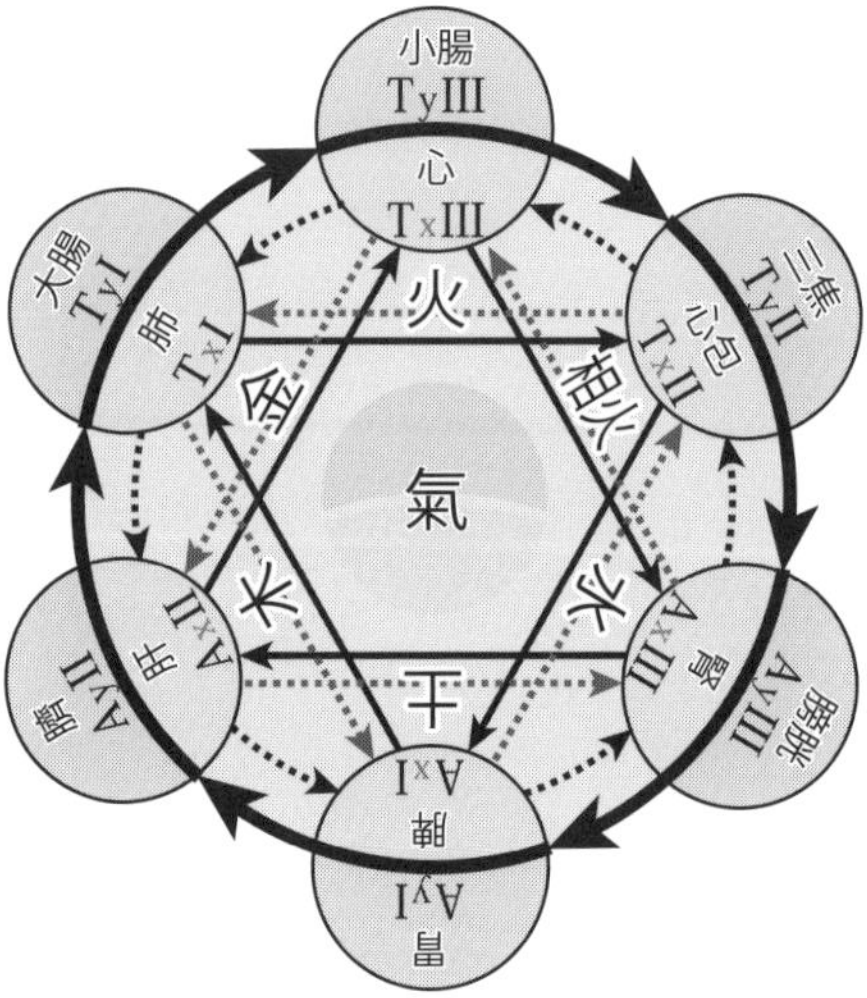

	陽経ライン	経脈名	陰経ライン	経脈名
A（足）	AyI	胃経	AxI	脾経
	AyII	胆経	AxII	肝経
	AyIII	膀胱経	AxIII	腎経
T（手）	TyI	大腸経	TxI	肺経
	TyII	三焦経	TxII	心包経
	TyIII	小腸経	TxIII	心経
	To	督脈	Ni	任脈

西洋医学と遠絡との関係

遠絡で痛いところから離れたところを刺激して痛みがとれる理由として考えられるのがゲートコントロール理論や下行性疼痛抑制系システムです。ゲートコントロール理論は疼痛抑制に関する理論で、１９６５年に生理学者パトリック・ウォールと心理学者ロナルド・メルザックによって提唱されました。

痛みの信号が末梢神経・脊髄を通って脳に到達して痛みとして認識されると、脳からの下行性疼痛制御系（痛みを抑える神経）によって脊髄のゲートを開けたり閉めたりして、脳に到達する痛みの信号を調節するというものです。ゲートが大きく開くと痛みが強く、小さい場合は弱く感じられるわけです。

下行性疼痛抑制系について、もう少し詳しく説明しましょう。これは中脳のあたりから脊髄に痛みを抑える指令が出されて痛みを緩和するシステムで、脳内物質であるセロトニンやノルアドレナリン、βエンドルフィンといった様々な物質が関与していることがわかっています。

セロトニンは神経伝達物質のひとつで、感情や気分のコントロールに深い関りがありますが、これが不足するとストレス障害や不眠のほか、消化や体温調整などに影響を及ぼします。ノルアドレナリンは「闘争と逃走のホルモン」という異名を持つ脳内物質ですが、その名の通り恐怖や不安から逃避する、または戦うために集中力を高める働きがあります。そしてβエンドルフィンは脳内モルヒネとも呼ばれるホルモン物質で痛みをやわらげる効果があります。

脳の視床が知覚情報の中継地点で、その上の大脳皮質感覚野が最終的な痛みを感じる中枢です。遠絡療法の病態解析では視床に対してのアプローチが述べられており、「脊髄と脳の中枢に対する氣の流れをよくすると消炎鎮痛効果を得ることができる」と考えられています。

肩関節周囲炎、いわゆる五十肩で何年も苦しんでいた人が1回の遠絡の施術で完治した事例がありますが、この五十肩の急所は対側の下肢内顆の前方にあります。なぜ末梢のポ

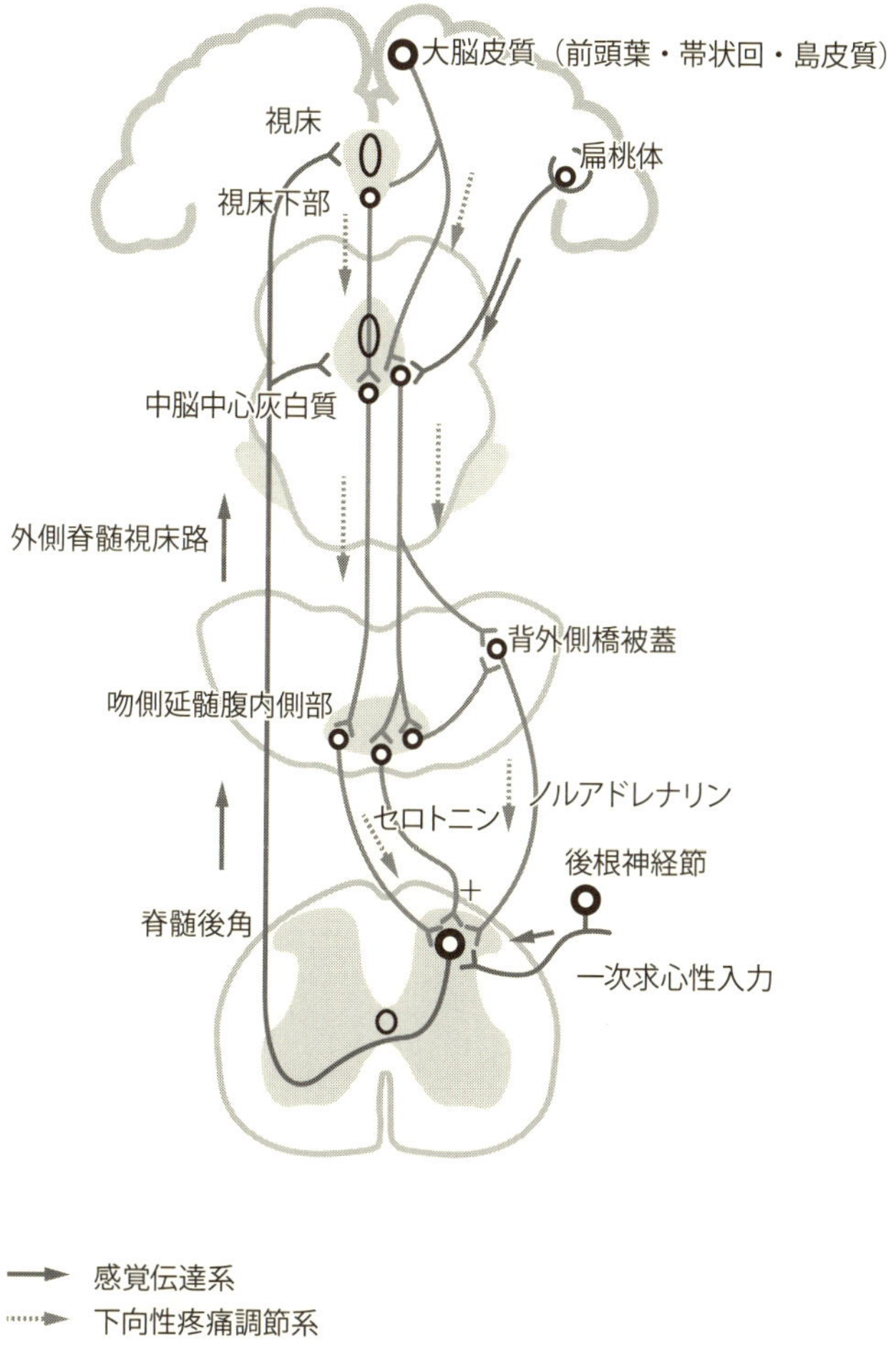
大脳皮質（前頭葉・帯状回・島皮質）
視床
扁桃体
視床下部
中脳中心灰白質
外側脊髄視床路
背外側橋被蓋
吻側延髄腹内側部
ノルアドレナリン
セロトニン
後根神経節
＋
脊髄後角
一次求心性入力
感覚伝達系
下向性疼痛調節系

イントを押さえただけで、症状がここまで劇的に治ってしまうのか。

川でたとえると下流を刺激して上流の状態を変えている状態で、西洋医学の理論だけでは説明できない「上行性疼痛抑制系」なるものが存在しているのではないでしょうか。これについては何らかの形で証明したいと思っています。


これらのシステムを活用したのが遠絡やマッサージ、ツボ押しで、別の刺激を与えることで痛みの信号が入るゲートが閉じるという仕組みを活用したものです。胃が痛くてうずくまっている人の背中をさすると痛みが和らいだ、という経験はありませんか？

不安、恐怖の感情はゲートを開き、痛みを増す働きがあり、長く続く痛みは交感神経を緊張させて新たな発痛物質を生成します。逆に喜びや安心感、触覚刺激はゲートを閉じる働きがあるので痛みが軽減されます。よく子供に「痛いの痛いの飛んでいけ～」と言いますが、これはただのおまじないの言葉ではなく、ゲートコントロール理論に基づいた立派なケアであることがわかります。

遠絡も触覚刺激なので、この痛みのゲートに効果的に作用します。西洋医学との関りですが、その多くが脳と密接な関係があるのではないかと私は考えます。次に脳科学と遠絡についてお話しましょう。

脳科学と遠絡との関係

２０１８年11月の医療ニュースに理化学研究所がプラシーボによる鎮痛効果に前頭前皮質のミューオピオイド受容体が関与していると発表しました。オピオイド受容体は脳や末梢神経の細胞膜に存在し、鎮痛作用をもたらします。

頭が痛い、お腹がシクシクする、という子供にビタミン剤を飲ませると「よくなった」というケースがたびたび報告されています。

有効成分が含まれていない薬を飲んでも〝薬を飲んだ〟と思うだけで心理的作用が働いて効果が表れることをプラシーボ効果といいます。プラシーボ＝Placeboの語源はラテン語の「I shall please」（私は喜ばせるでしょう）に由来していますが、喜ばせる、とは実に面白いネーミングです。

また、少し過去の論文になりますが２０１１年4月6日号の米国の医療科学誌『ジャーナル　オブ　ニューロサイエンス』で、人は瞑想で高い鎮痛効果が得られたとの研究結果が発表されています。この論文には瞑想のあとに痛みの場所や強さの知覚に関わる脳の「一次体制感覚皮質」という部分の活動が低下することが記されています。

瞑想というと和のイメージがありますが、その歴史はインダス文明にさかのぼります。中心都市であるモヘンジョダロ（現在のパキスタン南東部、シンド州のインダス川下流域）は紀元前３０００年~２０００年（諸説あり）に栄えた都市といわれていますが、このモヘンジョダロ遺跡から瞑想をする人の姿が彫られた印章が発見されています。

また、２０１１年にはハーバード・メディカルスクールの研究者を含む合同研究チームが、「8週間の継続的な瞑想によって脳の構造が変化した」と研究発表を行いました。8週間の瞑想を体験した人の脳は海馬の灰白質密度が向上。逆に不安や恐怖を抱く扁桃体の

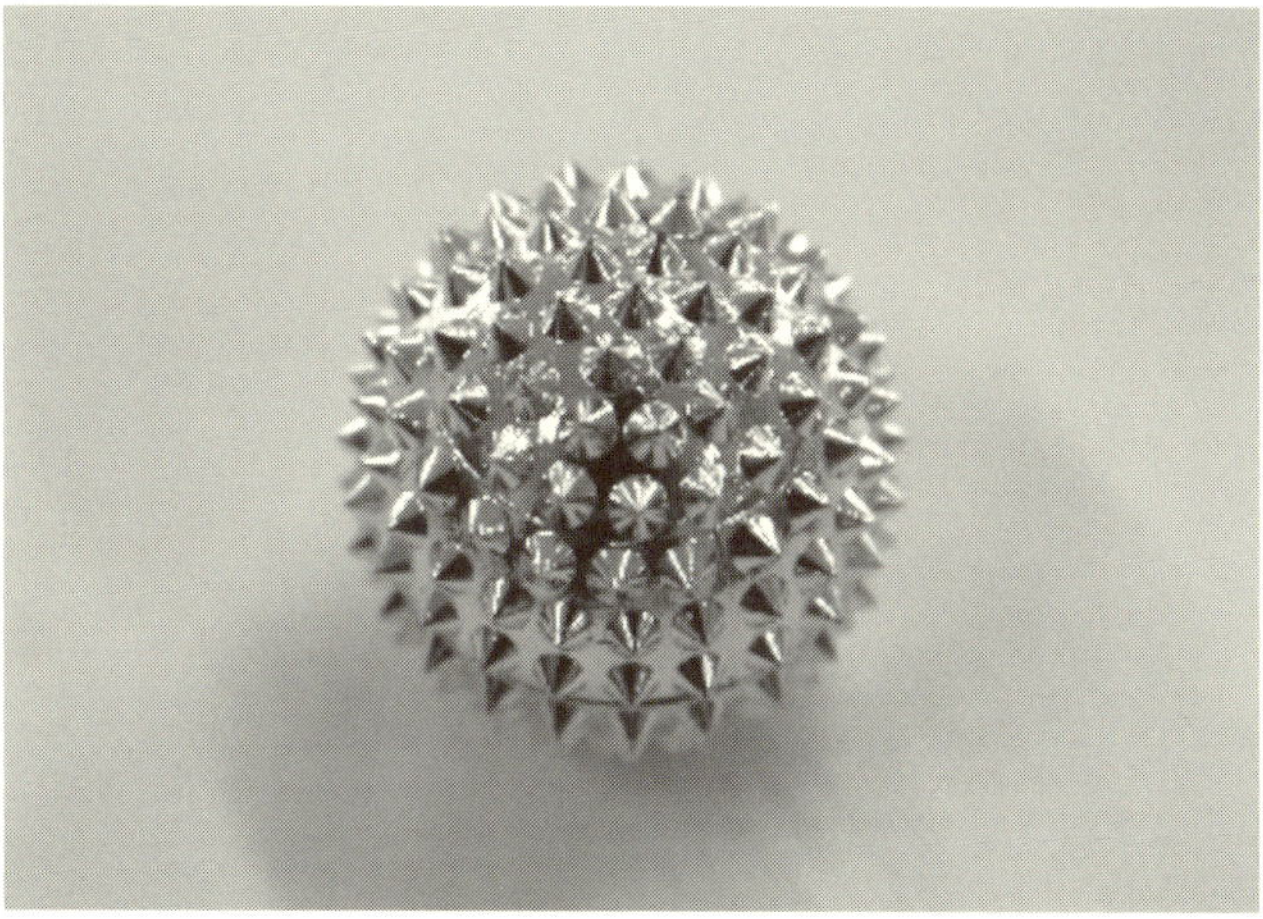

密度が減少していたのです。これは記憶や自己意識、考える力が高まり、不安が消えてポジティブな気持ちになっていることを意味しています。
この写真に写っているは『脳活玉』といって、手に包み込んでぎゅっと握ると脳の活力が得られるグッズです。遠絡療法の経絡の理論では、手の平の中央部は「TxⅡ」のラインでa、b、c、dのポイントがすべて含まれており、脳のライン「AxⅢ」に対する遠絡同名という治療のラインになります。
ゆっくり目を閉じて気持ちを落ち着かせ、脳活玉を思いっきり握りしめて手のひらに程よい刺激を加えるとリラクゼーション効果が得られるのは、理に適っているといえるでしょう。

遠絡には痛みの緩和やリラックス効果がありますが、すべてを理論的に説明できない領域が存在します。その謎の多くが脳に関係しているのではないかと私は考察します。

脳外科医という立場からも、とても興味深いのが遠絡であり、これからも新たな可能性が生まれると確信しています。

心理学と遠絡との関係

心理学とは心の理（ことわり）の学問ですが、英語のpsychologyはギリシア語のpsyché（プシュケー＝心）とlogos（ロゴス＝理法）を組み合わせたものです。学問というと難しい印象がありますが、簡単にいえば人間の心の動きを研究したり学んだりするものので、足し算や掛け算のように答えが一つではありません。この心の学問が健康に役に立つのでしょうか？　答えはYESです。

アメリカの心理学者ウェグナーの実験によると、人は〝思い出したくない〟〝失敗してはいけない〟と思えば思うほど、そのことで頭がいっぱいになり、ありがたくない状況を招くといいます。「AではなくBを選択しておけばよかった」「どうしてあの人は私に意地悪したのだろう」と過去に起きたつらい出来事を思い出しては悲しくなったり、悔しくて腹が立ったり。

しかし時間を巻き戻すことはできませんし、考えたところで何かが変わるわけではありません。これを心理学では皮肉過程理論といいます。「病気になりたくない」、または現在何らかの疾患があって、そのことばかり気になっている、というのも、この理論に当てはまるのではないでしょうか。

皮肉過程理論の世界から脱出するには自らの意識を変えるしかありません。カナダ北部やアラスカの氷雪地帯に住むイヌイットの人々は「頑張れ」という言葉を口にしません。なぜなら筋肉が硬直してしまうからです。クレバスと呼ばれる氷河の割れ目を飛び越えるとき頑張ってしまうと飛び越えられず、下手すると命を落としてしまうかもしれません。そのためイヌイットの人たちは冗談を言って笑い、それからクレバスを飛び越えるのだそうです。過酷な環境の中で生きる人たちは、様々な経験から生きる術、心のありようを体得していったのでしょう。

いずれにしても笑いは強力なパワーを持ちます。笑うとナチュラルキラー細胞が活性化して免疫力が向上する、脳の血流がよくなる、自律神経の働きがスムーズになるなど多くのメリットがあります。

「楽しくもないのに笑えない」という人がいらっしゃいますが、脳はつくり笑いと本当の笑いを区別できません。口角を上げるだけでも効果があります。ネガティブな思考に支配されそうになったら、楽しいことを思い浮かべてみてください。大切な家族、好きな食べ物、可愛いペット。どうですか？　今あなたは笑顔になっているはずです。


「病は気から」という諺があります。また、中国最古の医学書である『黄帝内経素問《こうていだいけいそもん》』には「百病は気に生ず」、すべての病は気から生ずる、と記されています。

一般的には、病気かもしれないと思い込むと、それが現実のものになる、またはネガティブな感情ばかり抱えていると病気になるので気をつけよう、というような意味合いで使われていますが、本来は次のような意味のものでした。

「中国哲学でいうところの〝氣〟は陰陽五行の氣であり、気持ちや気力のことではない。氣とは万物の構成要素であり、病は氣の変化から起こる」

中国医学では氣・水・血がバランスよく機能しているのが健康な状態である、と考えられていますが、遠絡が目指す健康に限りなく近いといえるでしょう。

現在、70代の女性で肺がんの末期であることがわかり、むくみの改善や癌性疼痛の改善を目的に1週間に1回、遠絡療法を目的に通院されている方がいます。彼女は従来の抗がん剤や化学療法、放射線療法を主治医から勧められましたが、副作用や入院期間が長期になることを嫌い、西洋医学的な治療よりも毎日の生活を大切にしたいと願い、日々笑顔を絶やさず過ごしているといいます。

週に1度彼女と顔を合わせていますが、食欲も落ちず息切れもせず、とても元気なご様子。がんの患者さんの多くが身体的痛みや不安や孤独感、死に対する恐怖、経済的な困窮などで悩み、苦しんでいるのが現状ですが、私は遠絡療法が氣の循環を改善、〝元気の氣〟も増幅させることができることを実感しました。もちろん彼女の「毎日を笑顔で元気に過ごす」というポジティブな姿勢も大いに活力になっているでしょう。

遠絡統合医学会の先輩たちの発表の中には施術を通して腫瘍マーカーが改善した症例や腹水が改善した例、生活習慣病が改善した症例など多彩な報告があり、やはり遠絡療法はすごいと再確認したのです。

第3章

縁rac
実践編

ポイントの押し方

人には『急所』と呼ばれる小さなポイントがいくつもあり、武術では急所を攻撃することで、より効果的に相手にダメージを与えられるとされています。例えばこめかみ、喉ぼとけ、みぞおちなど。

興味深いのは急所の多くが鍼灸やマッサージのツボと一致しているということです。もちろん異なる部分もありますが、縁ｒａｃでは手足のポイントを押します。「急所を押されると痛いのでは？」と思われるでしょうが、そこまで強く押す必要はありません。

「はじめに」の中の施術例でも述べましたが、個人差は多少あるものの、数回の施術で劇的に効能があると思われる症状は、①五十肩、②片頭痛、③腰痛です。②の片頭痛は遠絡療法専用のレーザーがより効果的ですが、自分で行う場合はグーとグーの2点押し（Ｐ１４３参照）を行ってください。

押し方にはグーとグイグイの2通りがあります。経験上どちらも10秒くらいしっかり押

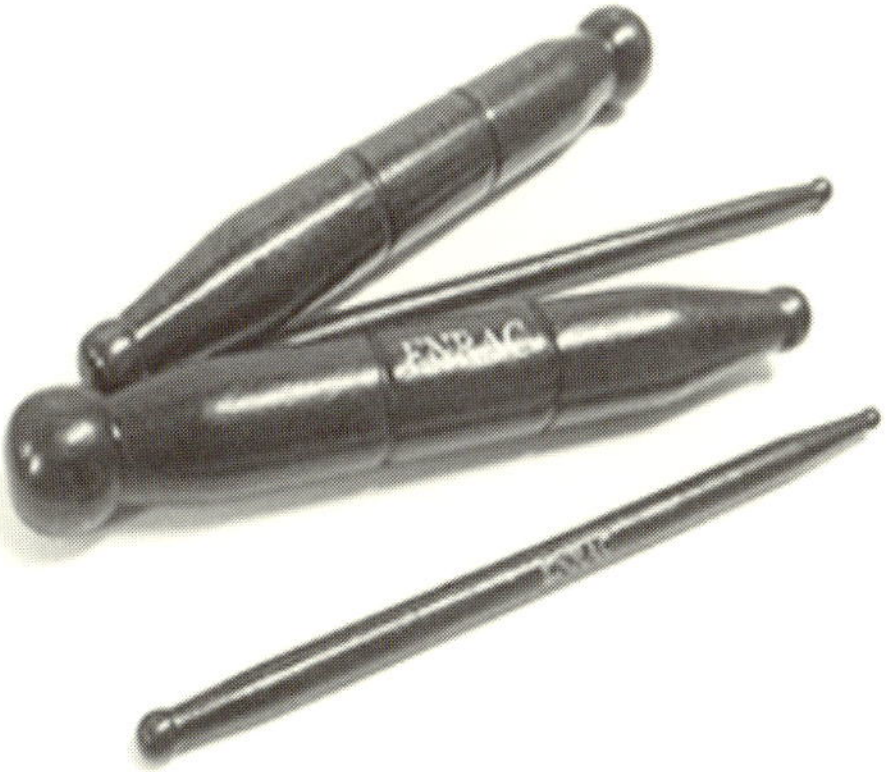

せば十分です。押し棒は温かみのある木製がいいでしょう。私は長さ13〜14㎝くらいで両端が5㎜径程度の両端が丸みを帯びた棒を使用しています。陽経のポイントで押すと痛いところは手指で施術したほうがよいかもしれません。

押す角度はできるだけ皮膚に垂直がよいのですが、セルフケアで2本の棒を片手で持って施術するときは少し角度がついても構いません。グイグイグーとリズミカルに押してみましょう。

ここでもう一度ラインとポイントについて確認しておきましょう。「A」は足、「T」は手、「y」は陽経、「x」は陰経、ラインはⅠ、Ⅱ、Ⅲ、ポイントは1〜6、a〜dに分類されます。「L」(Left)は左、「R」(Right)は右を示します。

掛け合わせの処方式

縁ｒａｃの基礎となっている遠絡療法の面白いところは、施術パターンがたくさんあり、それを組み合わせることで効能を高めることができるという点にあります。

例えば目の前に腰が痛い人が現れたとします。「１分で何とか楽にしてください」とお願いされたらどう施術しますか？

３つの施術をするとして１つあたり20秒です。私の経験上、次のような処方式になります。※特に痛いのは、腰痛は左の外側だとします。

【処方式】　Ｌ－ＴｘⅢ／１：４　Ｌ－ＴｙⅡ／４　Ｒ－ＴｘⅠ／１：（４）

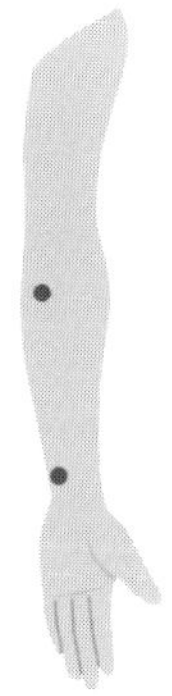
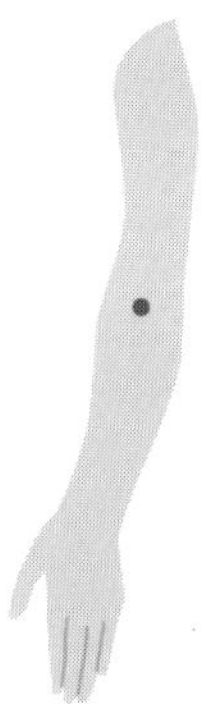
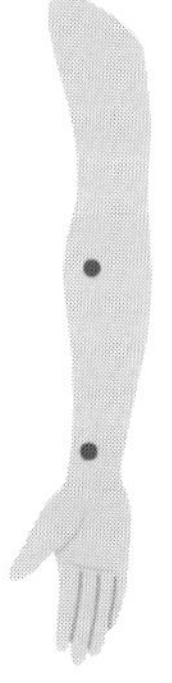

こちらの3施術が効能抜群です。たとえば「L－TxⅢ／1：4」ですが、「L－TxⅢ」はラインで、「1：4」がポイントになります。最初の数字「1」がCポイントで2つ目の数字「4」がFポイントです。左（L）の手（T）の陰経（x）の3番目（Ⅲ）を施術ラインとして、1（手首に近いほう）のポイントをグーと押した状態で4のポイント（肘に近いほう）をグイグイと10回程しっかり押してください。

※Fポイントはグイグイ押しですが、（4）のように数字に（　）がある場合はグー押しになります。

腰痛のある方はぜひお試しください。

施術の心構え

心構え、というと大袈裟な感じがしますが、どうすればスムーズにケアできるか、ということです。私がクリニックで遠絡療法を受けている患者さんに対して実際お話ししている内容です。

①遠絡には氣の流れをよくして生体のエネルギーを活性化させる力があります。遠絡によって痛みや重み、しびれが取れてストレスのない生活ができるようになれば、毎日がより充実したものになるでしょう。新しいことにチャレンジしたい、旅行へ出かけたい、美味しいものが食べたい……すべては健康あればこそです。

②施術を受けているときに「痛気持ちいい！」と感じる箇所があるとすれば、そこが急所です。その部位を自宅でセルフケアすれば、ますます効果が高まります。

③施術期間ですが、当初は1週間に1回程度数回、慣れてきて症状がよくなれば2週間に1回程度、完全に症状がなくなればそれで終了です。

※10回くらい施術を受けても全く効果がないと感じられた場合はそこでいったんお休みします。痛みは身体からの重要なサインですから、いつまでもサインが送られてくるということは何らかの理由があるということになります。痛みが長く続く場合は精密検査を受けるなど適切な対処をしてください。

④遠絡は不思議なことに症状が徐々によくなることはあっても、ぶり返すことがありません。もしぶり返したとしても施術時間がどんどん短くなっていき、効能がすぐあらわれるという現象が起こります。これは人体を構成する氣の流れが変化、調和されることで外部からの刺激に強くなるからと考えられます。

⑤血液をサラサラにする薬のひとつにワーファリンがありますが、これは血液が固まるのを妨げるため、脳卒中や心臓発作、深部静脈血栓の予防や治療に多く用いられています。このような薬を服用している場合、ごくまれではありますが施術時に押されたところが皮下出血を起こすことがあります。通常は自然吸収されて問題が起こることはありませんが、セルフケアを行いたいときは担当医に相談してください。

⑥施術後、極端に効きすぎて、だるくなったり眠くなったり、虚脱状態のようになることがまれにありますが少し休めば元に戻ります。

※マッサージを受けたあと同じような症状が起こりやすいという人は、施術後は車やバイク、自転車の運転は控えたほうがよいでしょう。

縁ｒａｃのある生活～気になる症状別1点押し

東洋医学における経絡上のポイントで縁ｒａｃとも親和性の高い1点押しです。何回も同じ図が出てきますが、症状同士の経絡上のラインや効能が重なっているためです。押す部位が片方の場合以外は、左右交互に行ってください。

私たちの体内には、血液、体液、リンパ液、髄液、神経の流れなどがあり、これらがスムーズに巡ることで健康が維持されます。

遠絡統合医療では、痛みや疾患の原因は流れが滞るから起こると考えられています。例えば川に土砂が溜まったとします。一番理想的なのは土砂を取り除くことですが、そうではなく、わざわざ溜まった川の水を他の場所に移すために新しい水路をつくったり、もっと上流に大きなダムをつくったりしたらどうでしょうか。溜まった土砂はそのままですから、根本解決にはなっていません。

遠絡は水路やダムをつくるのではなく、土砂を取り除いて水の流れを元通りにしていくのが目的です。場合によっては流れがもっとスムーズになるかもしれません。

人間とコンピューターの基本構造は同じ、というと驚かれるかもしれませんが、実はとてもわかりやすいシステムです。パソコンを使った方ならイメージは簡単でしょう。コンピューターはキーボードで入力することでCPU本体に指令が送られます。どのような内容が送られたかを表示するのが画面というわけです。

人間もまた、末端からの入力によって中枢を操作することが可能です。キーボードにあたるのが手足であり、プログラム通りに押す＝遠絡を行うことで、様々な症状が改善されていきます。

遠絡療法では次の6つのキーボードの押し方＝治療方法が基本になっています。先程川に土砂が溜まった状態を例にしましたが、これをイメージすると理解しやすいでしょう。

①連接の法……川の流れをせき止めている障害物を直接取り除きます。
②相克の法……せき止めている物が大きくて取り切れない場合は、それを砕いて流れをよくします。
③相輔の法……川の幅を広くして、よりスムーズに流れるようにします。
④補強の法……川の周囲が再び崩れないように養生して、再び滞りが起こらないようにします。
⑤増流の法……川の水量を増やして流れを豊かにして、滞りを解消します。
⑥牽引瀉法……水の流れを速くすることで、滞りが起きにくくなります。

この考え方を基本として遠絡を行います。

では次に具体的な症状別に施術方法を紹介していきます。1点押しはCポイントは使わず、Fポイントだけで施術を行います。処方式の数字はFポイントの場所になります。

※1寸は親指の最も幅の広いところ、1寸5分は中指の第一関節から第二関節までの長さが目安です。

●片頭痛

実は片頭痛の原因ははっきり解明されていません。多くの場合、頭蓋骨内の血管が広がり炎症を起こしたためと考えられています。過度のストレスを感じるとセロトニンが大量に分泌されますが、これが頭蓋骨内の血管の修復に影響を及ぼします。仕事や人間関係、環境の変化などストレスを感じたとき片頭痛が起こりやすい傾向がありますので、日頃から気分転換を心がけましょう。

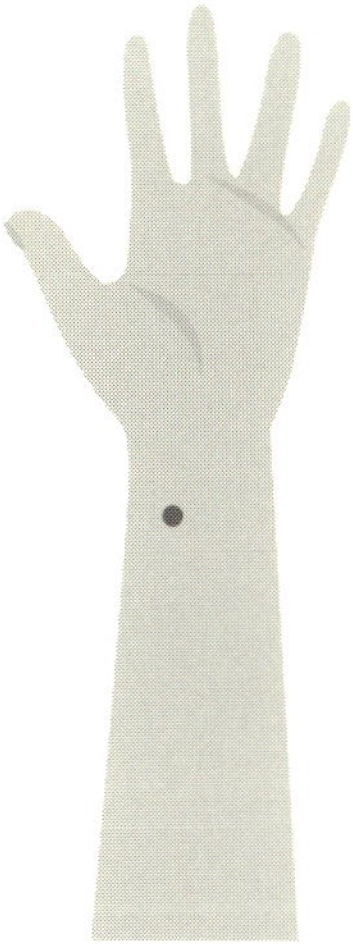

【処方式】　T×I／1

手首の内側の横ジワの親指で脈が触れる部位から肘に向かって1寸5分のところをグイグイグーと10回押します。頭痛のある側と反対側の手首を押してください。（左側が痛むなら右手、右側は左手）1日3〜5回程度の施術がオススメです。お風呂の中で行うと効果がアップします。

●後頭部痛

肩や首の筋肉の緊張から起こる場合があります。肩こりや眼精疲労を伴うことが多く、頭の後ろから頭頂部にかけて痛み、肩こり頭痛と呼ばれることもあります。デスクワークをしている人に多く見受けられますが、肩や首の筋肉のこわばりをほぐすために、ストレッチを行う、長時間同じ姿勢を続けないようにする、など工夫してみてください。入浴の際はシャワーで済ませるよりもゆっくりバスタブに浸かりましょう。

【処方式】 ＴｙⅢ／ｃ

拳の小指側の手首よりにできるシワの先端で手のひらと甲の境目をグイグイグーと10回押します。1日3~5回程度行いましょう。お風呂の中で行うと効果がアップします。

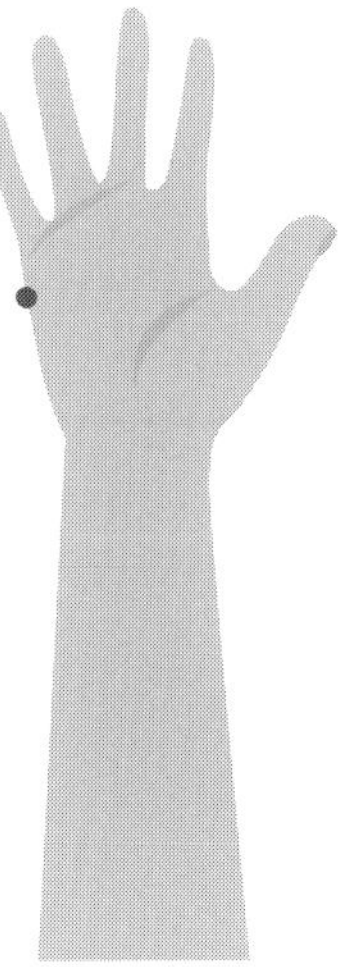

●のぼせ

緊張したとき、熱があるときにも感じられることがありますが、風邪や熱中症でも起こる場合があります。繰り返し症状が表れるときは更年期障害、自律神経失調症、高血圧、甲状腺ホルモンが過剰に分泌されることで起こる甲状腺機能亢進症などが考えられます。服装や水分補給などで体温調節をする、緊張をやわらげるためにゆっくりと深呼吸するなど、日頃から体調管理を心がけましょう。

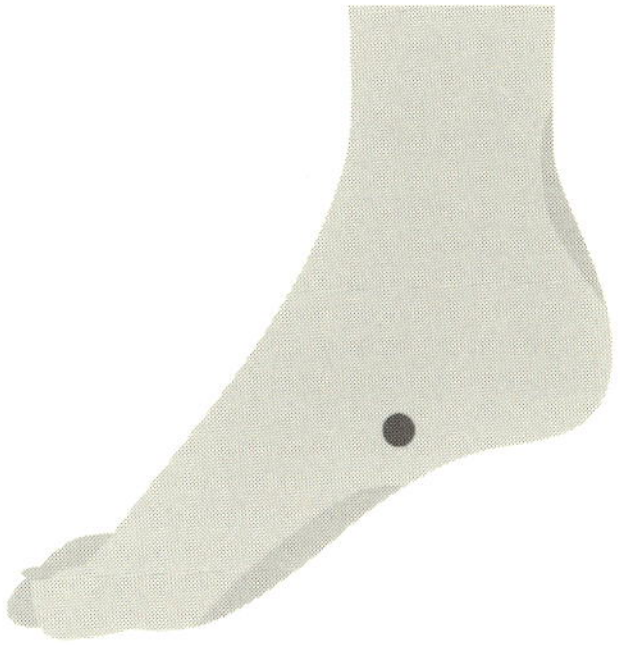

【処方式】　A x Ⅲ／b

内踝の下縁の下方１寸から親指に向けて２寸ほど前のくぼんだ部位をグイグーと10回押します。１日３～５回程度の施術がオススメです。

●突然の鼻血

ぶつかるなどの衝撃で鼻血が出ることがありますが、そうではなく突然起こる場合は血圧が高くなっている、鼻の粘膜が弱っているときに出やすくなります。また、動脈硬化で血管が弱くなっていると運動や飲酒、緊張などが原因で突然起こるケースが考えられます。「たかが鼻血」と侮ってはいけません。鼻腔が荒れていないのに鼻血を繰り返すときは白血病の疑いがありますので、早めに病院にかかりましょう。

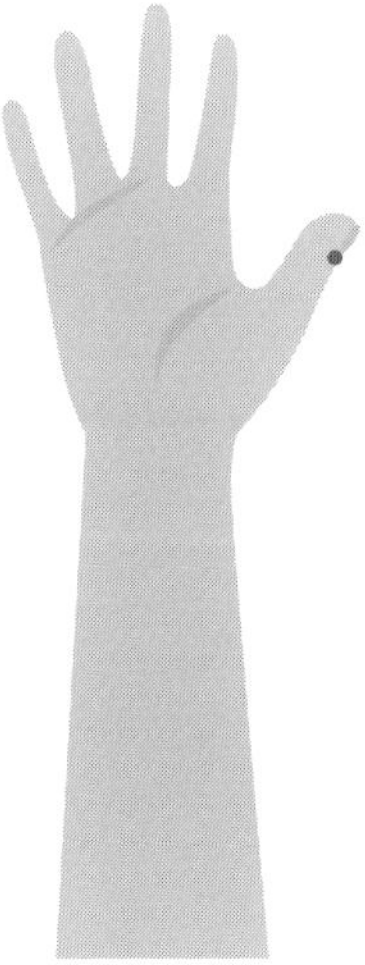

【処方式】 TyI／d

手の親指の爪の内側の根元のすぐ際の部位をグイグイーと10回押します。反対側の親指と人差し指で挟み込むような感じで強く押すとよいでしょう。

●急な耳鳴り

ひどい騒音が原因でない場合、自律神経の過剰興奮によって耳鳴りが起こることがあります。このとき耳の近くにある血管の血行不良や筋肉の痙攣が起こり、不快な耳鳴りを起こすとされています。一過性のものであれば心配はいりませんが、突然音が聞こえにくくなり、耳鳴りが解消しない場合は突発性難聴の可能性がありますので、大至急耳鼻咽喉科を受診してください。

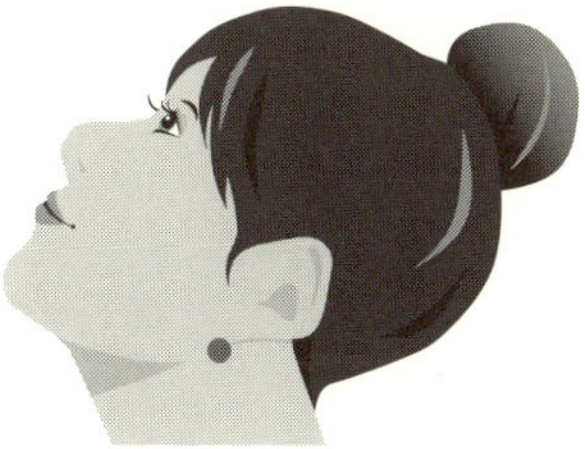

耳たぶの付け根の真下の凹みで口を開けるとくぼむ部位をグイグイグーと10回押します。1日3～5回程度行ってください。お風呂の中で行うと効果がアップします。

※首から上の施術については縁racの土台になっている、経絡の位置を示しています。縁rac処方式はありません。

●まぶたの痙攣

自分の意志とは関わりなく筋肉が勝手に動くことを不随意運動といいます。まぶたの痙攣もそのひとつですが、目のまわりには眼輪筋《がんりんきん》という筋肉があり、下まぶた部分が痙攣するのが眼瞼ミオキミアです。ストレスが原因とされていますが、パソコンやスマホの長時間操作によっても起こります。眼瞼痙攣《がんけんけいれん》は上下のまぶたに症状が表れますので混同しないようにしてください。

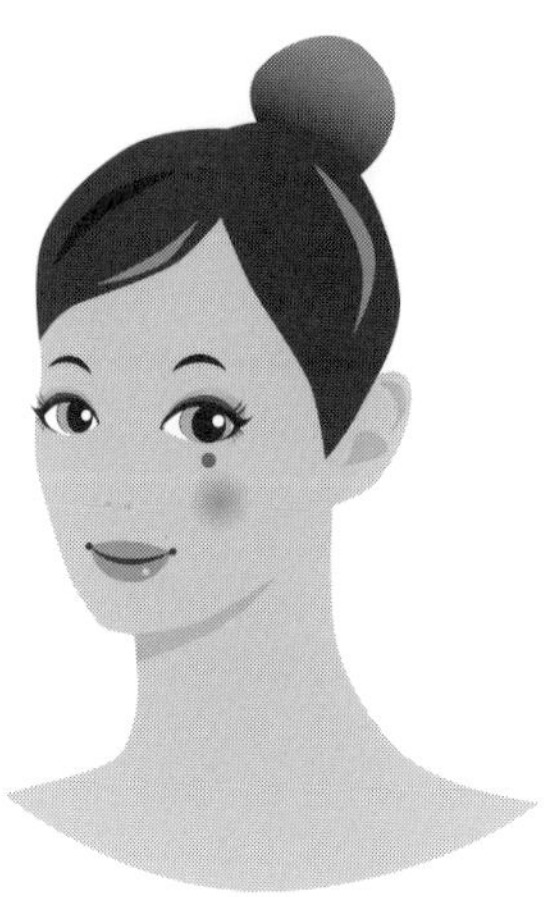

痙攣しているほうの下まぶたのほぼ中央をグイグイグーと10回押します。1日3～5回程度の施術がオススメです。

※首から上の施術については縁ｒａｃの土台になっている、経絡の位置を示しています。縁ｒａｃ処方式はありません。

●胸やけがする／口のまわりのにきび、吹き出物

暴飲暴食、消化不良を起こすと大量の胃酸が分泌され食道へ逆流、胸やけが起こります。また、ストレスを受けると胃や十二指腸の働きをコントロールしている自律神経が乱れて胃酸が過剰に分泌されることがあります。そして口は胃腸と繋がった消化器の一部なので、にきびや吹き出物が出やすくなります。食事は腹八分、ストレスを溜めない生活を心がけてください。

【処方式】 A y I ／ c

足の甲側で、人差し指と中指とのつけ根の部位をグイグーと10回押します。1日3～5回程度の施術がオススメです。お風呂の中で行うと効果がアップします。

●つわり

つわりの原因は妊娠によって分泌されるヒト絨毛性ゴナドトロピン（胎盤の絨毛組織から産生される性腺刺激ホルモン）が急激に増えることで起こるといわれています。症状がひどくて食べられない、食べても吐いてしまう場合は脱水症状を起こしやすくなりますので、少しずつ水分補給をしてください。かかりつけの産婦人科で栄養を補うために点滴を受ける、吐き気止めを処方してもらうという方法もあります。

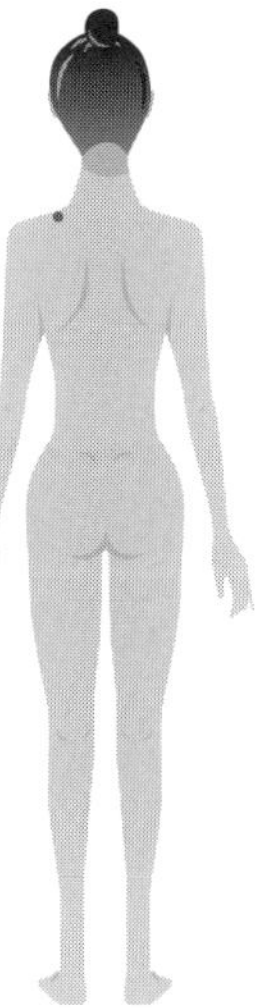

【処方式】 AyⅡ／b

首の付け根と肩先との中間で盛り上がった筋肉のてっぺん部位をグイグイグーと10回押します。1日3～5回程度の施術がオススメです。お風呂の中で行うと効果があがるでしょう。

●冷えてお腹が痛む／生理中に下腹部が痛む

お腹が冷えると内臓機能の働きが低下、便秘や下痢などが原因で腹痛が起こります。生理中の腹痛は腹部の血流が滞ることで起こりますが、場合によっては頭痛やめまい、立ちくらみや貧血も伴いますので無理せずゆっくりと過ごすようにしてください。いずれの場合も冷たいものを摂り過ぎず、お腹を冷やさないことが大切です。腹巻やホットパックなどでお腹を温めるのもいいでしょう。

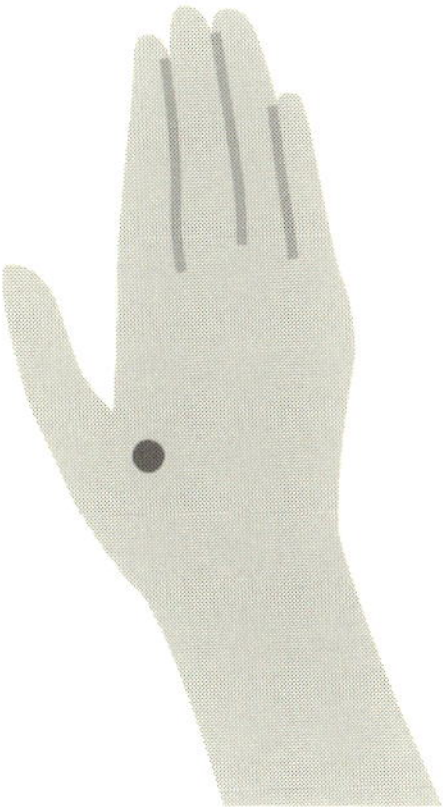

【処方式】 TyI／b

手の甲側で親指と人差し指を合わせてできるふくらみの中央部位をグイグイーと10回押します。いわゆる合谷というツボに当たります。

●ギックリ腰

腰椎は5つの椎骨で構成されていますが、それを支えている椎間板や関節、筋肉や靱帯などに刺激が加わることで起こるのが急性腰痛症、いわゆるギックリ腰です。荷物を持ち上げようとしたら、顔を洗うためにかがめたら、なかにはくしゃみをしただけで、というケースもあります。なるべく腰に負担をかけないようにする、正しい姿勢を保つ、腹筋や背筋を鍛える、などもギックリ腰予防になります。

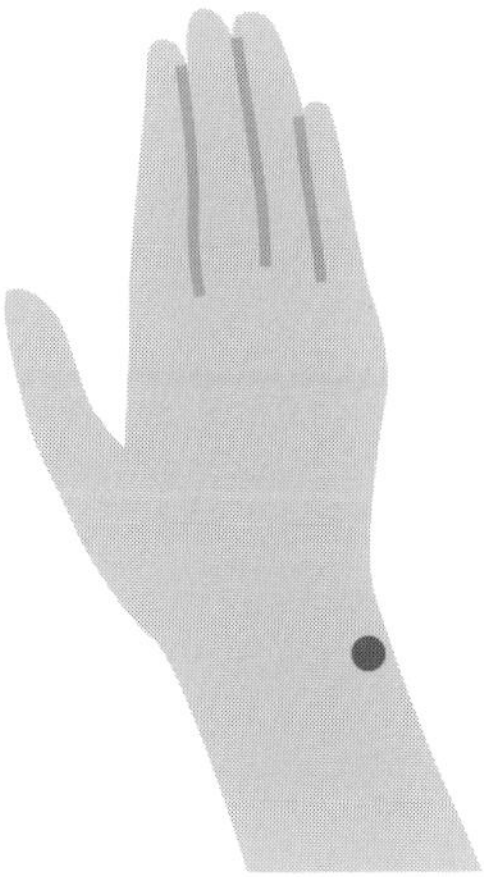

【処方式】 TyⅢ／a

手首の甲側で小指側にある大きな骨の真上の凹みの部位をグイグイグーと10回押します。1日3～5回程度の施術がオススメです。お風呂の中で行うと効果がアップします。

●足腰が冷える／疲れると腰が痛む

姿勢が悪かったり、運動不足などで血流の流れが悪くなると、下半身から心臓へ戻る静脈の流れが滞り、足腰が冷えます。また、長時間のデスクワークや座りっぱなしの姿勢が続いても足腰の冷えや腰痛が起こります。食事誘発性産熱量が豊富なたんぱく質を多く摂る、適度な運動で代謝を上げる、などを習慣にしてください。やや歩幅を広めにしてウォーキングをすると足腰の筋肉の強化になり、静脈の流れがスムーズになります。

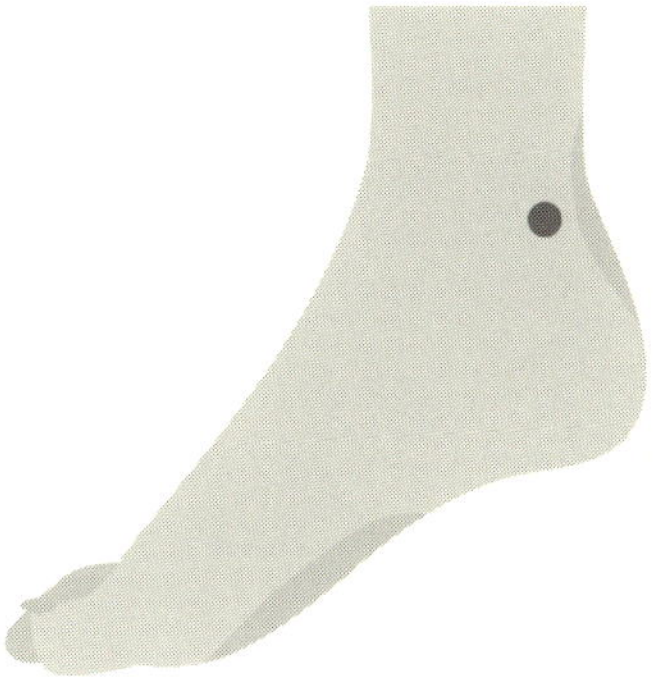

【処方式】　Ａ×Ⅲ／ａ

足の内踝とアキレス腱との間で脈が触れる部位をグイグイーと10回押します。１日３～５回程度の施術がオススメです。お風呂の中で行うと効果がアップします。

●急性の下痢

食中毒や感染症の場合はただちに病院に行くべきですが、そうでない急性の下痢はストレスや消化不良などによって引き起こされます。消化・吸収のよい食事を摂るようにして、スポーツ飲料などで電解質を補給しましょう。カレーやエスニック料理など香辛料の強い料理や食物繊維がたくさん含まれる生野菜は症状が改善するまでひかえるようにしましょう。ストレス性の場合は、生活環境の見直しが根本解決になります。

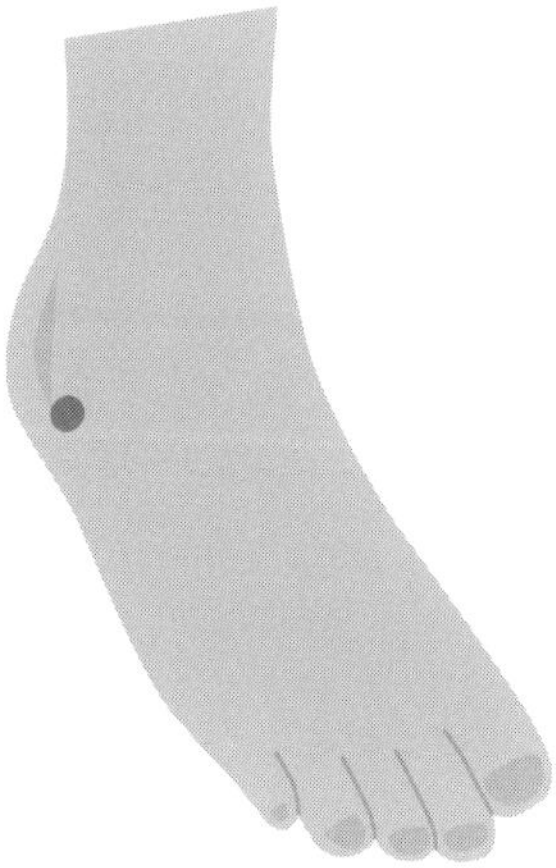

【処方式】 AyⅢ／b

外踝から真下に1寸の部位をグイグイグーと10回押します。

●痔／風邪をひきやすい

長時間座りっぱなし、排便やスポーツでのいきみ、刺激物の摂取などにより痔が起こりやすくなります。肛門への負担を減らし、肛門周辺や大腸を冷やさないようにしましょう。風邪をひきやすい＝免疫力の低下が考えられます。免疫力が低下すると悪玉菌が増えて便秘や下痢などを引き起こしやすくなります。痔と風邪という一見、関係ないと思われる部位ですが、ここを押すことで想像以上の効果が期待できるでしょう。

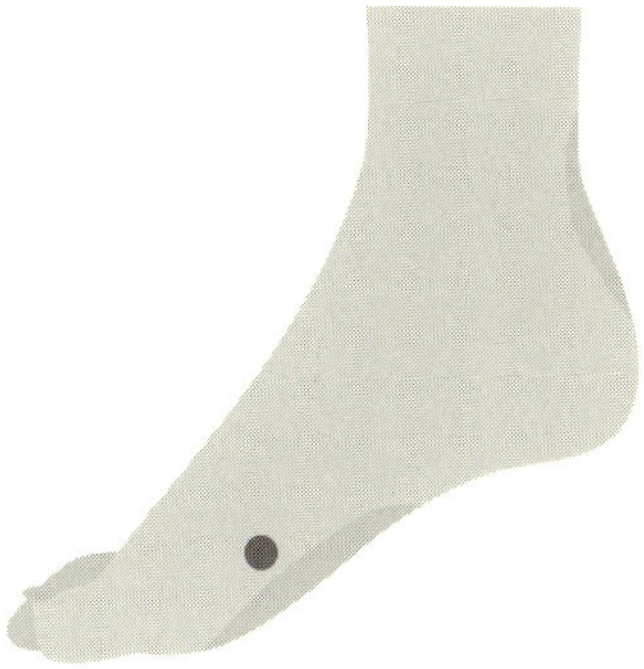

【処方式】 Ａ×Ⅰ／Ｃ

足の親指のつけ根にある大きな骨の下方先端のくぼみで、甲と足裏の境目をグイグイグーと10回押します。1日3～5回程度の施術がオススメです。お風呂の中で行うと効果がアップします。

●立ちくらみがしてめまいが強い／イライラしやすい／生理前に下腹部が張る／こめかみのにきび、吹き出物

これらの症状は月経前症候群（ＰＭＳ）が原因であることが多いと考えられます。女性ホルモンの急激な変化が影響していると考えられていますが、生理が始まると症状が緩和するのが特徴です。気分転換する、身体を温めるよう心がける、軽いストレッチを行うなどのほか、ビタミンやミネラルを摂取する、塩分の摂り過ぎに注意するなど食生活にも気を配りましょう。

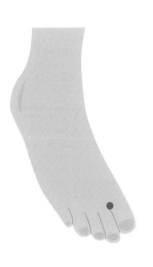

【処方式】 A×Ⅱ／C

足の甲側で親指と人差し指の付け根の部位をグイグイグーと10回押します。1日3～5回程度の施術がオススメです。お風呂の中で行うと効果がアップします。

●不安感が強く手足に汗をかく

手《しゅ》掌《しょう》足《そく》蹠《せき》多《た》汗症《かんしょう》というもので、交感神経が過剰に働くことで汗を分泌するエクリン腺が活性化、多量の汗をかきます。このとき神経伝達物質であるセロトニン（精神を安定させる働きを持つ）などのバランスが乱れるため不安を伴いますが、ほかにも扁桃体の過剰反応が原因という説があります。投薬などの治療法がありますが、まずは「汗をかくのではないか」と心配し過ぎず、深呼吸してリラックスしてください。

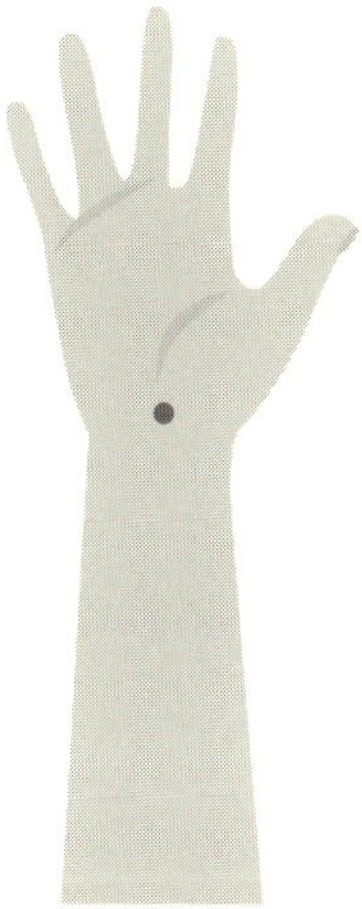

【処方式】 T×Ⅱ／a

手首の内側の横ジワの中央部分をグイグイグーと10回押します。1日3〜5回程度の施術がオススメです。

●立ちくらみがして動悸がする／不安感でどきどきする

自律神経の働きが乱れると脳への血流量が乱れ、立ちくらみや頭痛、動悸が起きることがあります。脳や心臓に何の疾患もないのに、この症状が繰り返される場合、原因の多くが自律神経にあると考えられます。過度なストレスがないか、食生活はどうか、睡眠がしっかりとれているか。生活環境全般を見直してみましょう。スレトスの原因が取り除かれたことで症状が緩和した、という事例も多く報告されています。

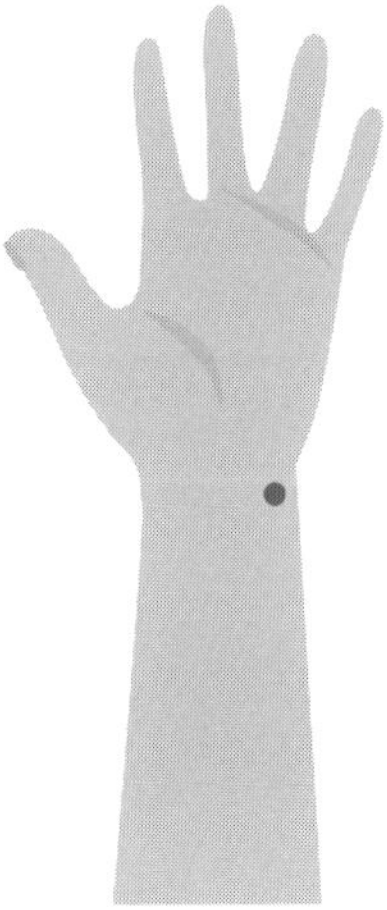

【処方式】 TxⅢ／a

手首の内側の横ジワの小指側の端をグイグイグーと10回押します。反対側の親指の先で強く押すとよいでしょう。1日3～5回程度の施術がオススメです。いわゆる神門というツボに当たります。

●寝つきが悪い

快適な眠りにつくには、副交感神経がスムーズに働く必要があります。このとき覚醒をうながす交感神経が活発になると、眠れなくなってしまいます。ほかにはうつ病、体内時計の乱れなどで入眠困難になる場合があります。就寝前はリラックスして過ごす、入浴は就寝の1～2時間前に済ませておく、身体を冷やさないようにしましょう。午前中に太陽の光をしっかり浴びると夜にメラトニンが分泌されるため、おだやかに眠りにつくことができます。

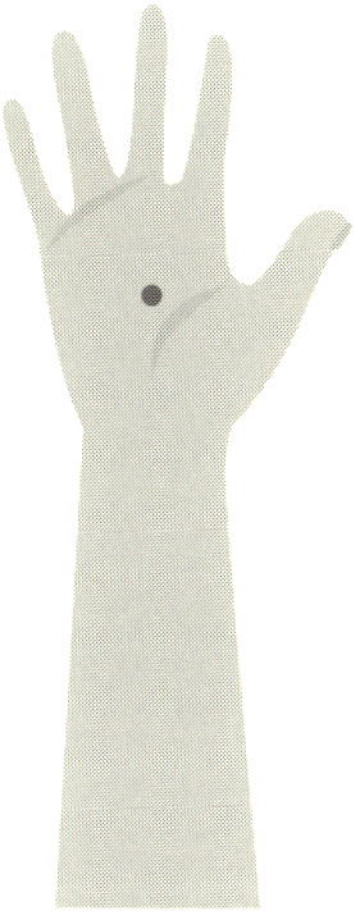

【処方式】 T×Ⅱ／C

手のひらのほぼ中央部位をグイグイグーと10回押します。1日3～5回程度の施術がオススメです。就寝前に行うと効果がアップします。Cポイントは2か所ありますが、手のひらのど真ん中でも構いません。

毎日続けて豊かな流れを維持

縁ｒａｃならではの1点押しで、豊かな流れを維持しましょう。①〜③を朝・昼・夜（入浴中がより効果的です）毎日の習慣にしてみてください。氣が整い、肩こりや腰痛、膝の痛みなど気になる症状の緩和も期待できます。

①

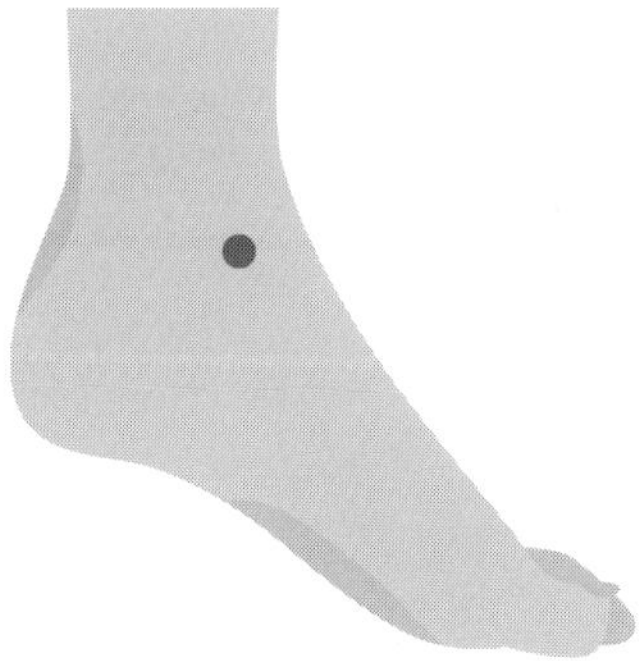

【処方式】 A×Ⅱ／a

内顆下方前のくぼみをグイグイグーと10回押します。

②

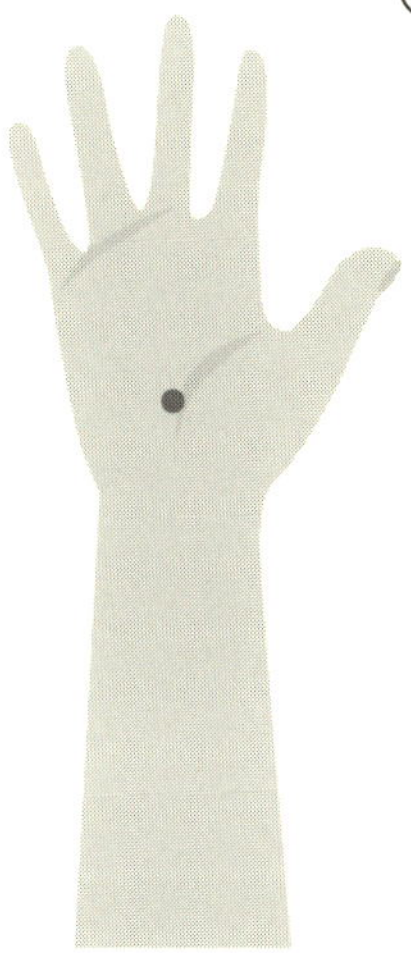

【処方式】T×Ⅱ／b

手のひらの中央部やや上方で親指側と小指側の皮下脂肪がぶつかるくぼみのやや下方の部位を手のひらと甲を挟み込むようにグイグイグーと10回押します。

③

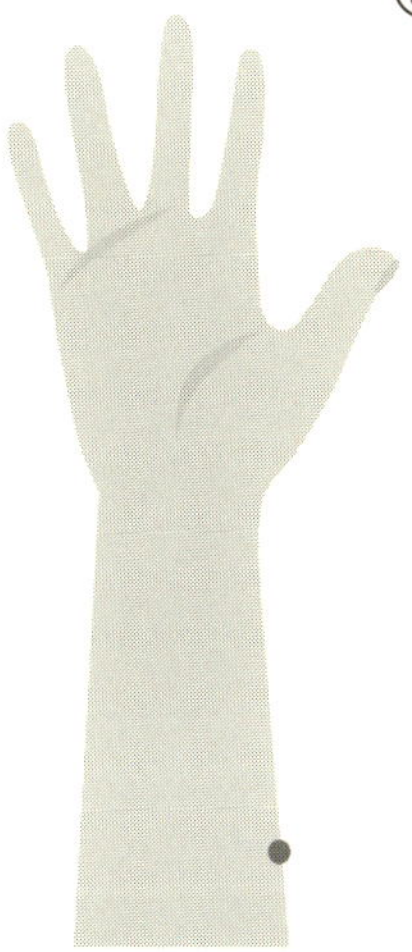

【処方式】T×Ⅰ／3

前腕の親指側で肘と親指付け根の中央の部位をグイグイグーと10回押します。

2点押しでいつまでも若々しく

〝若々しくありたい〟という気持ちは万国共通です。若さのバロメーターは様々ですが、「ハリがあり、シミやシワがない美しい肌」が理想、というのがトップに上がってきます。

皮膚は表面から順に表皮・真皮・皮下組織の3層構造になっています。そして表皮は角質層・顆粒層・有棘層・基底層の4つの層から構成されています。基底層で生まれた新しい細胞は少しずつ上の層に押し上げられ、角質層に届いた細胞は潤いを保ち、外部刺激から皮膚を守る働きをします。

やがて角質細胞となって自然に剥がれ落ちますが、この繰り返しがターンオーバー。身体の部位によって異なりますが顔の皮膚は10~20代で約28日といわれています。

このターンオーバーが遅くなると「肌の表面がガサガサする」「肌色がくすんで見える」などの症状が表れます。角質がはがれずいつまでも表面に残っていると肌が固くなり、毛穴に汚れが溜まる、メラニン色素が残りやすくなります。肌荒れやくすみはターンオーバーの滞り、というわけです。ではターンオーバーが速ければいいのでしょうか？　答えはノーです。未成熟な細胞が表面に押し上げられてしまうと保湿できず肌表面が乾燥する、紫外線や外部刺激に弱いのでかぶれなどのトラブルが起こります。

東洋医学と遠絡療法との関係でもご説明しましたが、内臓は心・肝・脾・肺・腎の５つに分類され、これらが人体を支える柱として重要な役割を果たしています。それぞれが順調に機能したなら、現代人にありがちな頭痛や腰痛、糖尿病といった生活習慣病、なかなか予防策が見つからない認知症や現代人に影を落とすうつ病などに悩まされることはありません。

縁ｒａｃは内臓の働きを活性化、安定させて健康へと導く効果も期待されます。

内臓それぞれの主な働きは次の通りです。

心（しん）……　循環器系の臓器と機能をいい、気血の流れはメンタルと深い繋がりがあるため、意識や精神状態も〝心〟の影響を受けていると考えられています。

肝（かん）……血液量を安定させるために重要な部分です。中医学では新陳代謝や中枢神経、自律神経、循環器系とも深い結びつきがあると考えられています。〝肝心かなめ〟という言葉があるように、様々な器官を司り、肝がスムーズに機能することで安眠、精神の安定が得られます。

脾（ひ）……消化、吸収などの消化器系を安定させる働きのほか、血管の保護や、内臓を正常な位置に保つ役割があります。脾の機能が滞ると口内炎、口臭、味覚異常など口腔内の疾患が起こりやすくなります。気になる皮膚のたるみも脾と大きな関りがあります。

肺（はい）……肺というと呼吸器系というイメージがありますが、喉や鼻、気管支のほか体温調節機能や免疫機能の安定を保つ働きをしています。肺が滞ると喉や鼻の働きが鈍くなります。

腎（じん）……生殖器系、ホルモン分泌、中枢神経系などを司り、女性の場合は腎が健やかであれば生理や排卵がスムーズに行われます。腎の機能が滞ると更年期障害や不妊のほか膀胱機能に疾患が起こる場合があります。

症状の主な要因となる六行図に基づく経絡のラインを抽出し、そのラインを強化あるいは補う処方式をご紹介します。（　）なしはグイグイグーと1回あたり10秒〜20秒ほどしっかり押す施術になります。１日３〜５回程度の施術がオススメです。

症状のある側の反対側の施術（右側側頭部が痛い場合は左手）となります。全身の症状は両側を施術すればよいでしょう。

毎日続ければ美容、健康維持にも役立ちます。

●皮膚のたるみや張り／脾経　↓【処方式】Ａ×Ⅱ／２：（ｂｃ）

脾＝胃腸の機能が滞ると胃下垂や皮膚のたるみが起こりやすくなります。皮膚のたるみが気になると、どうしてもマッサージや美容液などのアイテムに頼りたくなりますが、根本的に改善するには胃腸を健康に保つのが第一です。※こちらの2点を同時に押します。

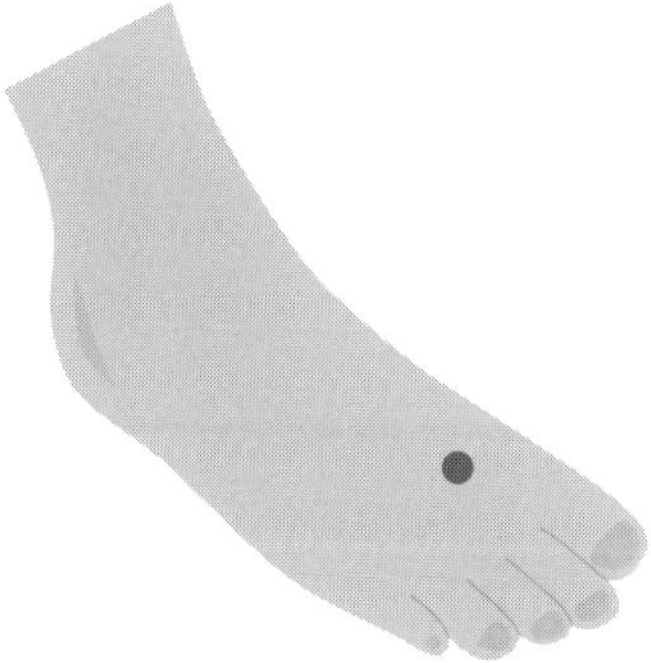

●肝斑、しみ、にきび／肝経　↓【処方式】T×I／1：(bc)

しみやにきびは紫外線や皮脂の過剰分泌などによって起こりますが、肝斑は女性ホルモンのバランスの乱れが原因となって発生します。肝斑とシミを同じものと考えて対処すると、かえって悪化したり、治りにくくなる場合がありますが遠絡ならそれぞれに効果的に働きます。

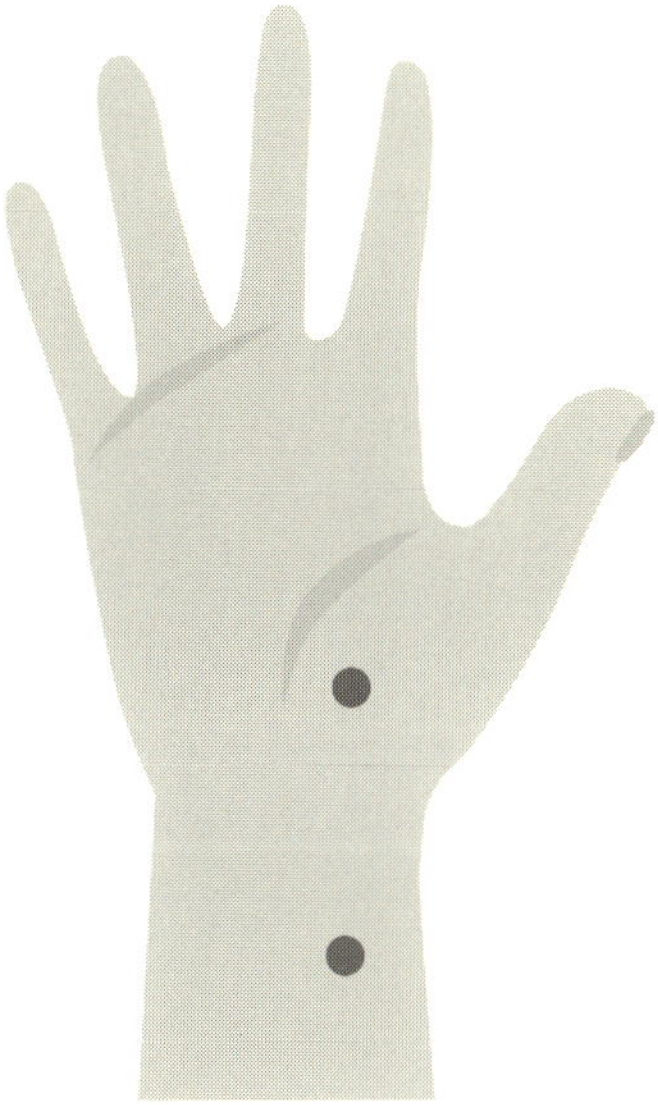

●老化によるトラブル／腎経　↓【処方式】A×I／b：(bc)

成長・発育・生殖を司る腎はアンチエイジングと大きな関りがあるといえます。ホルモン分泌がスムーズに行われることでいつまでも若々しい肌が維持できます。年齢より若く見える人とそうでない人の差は腎にあるといってもいいでしょう。縁racで〝若さスイッチ〟を押してください。

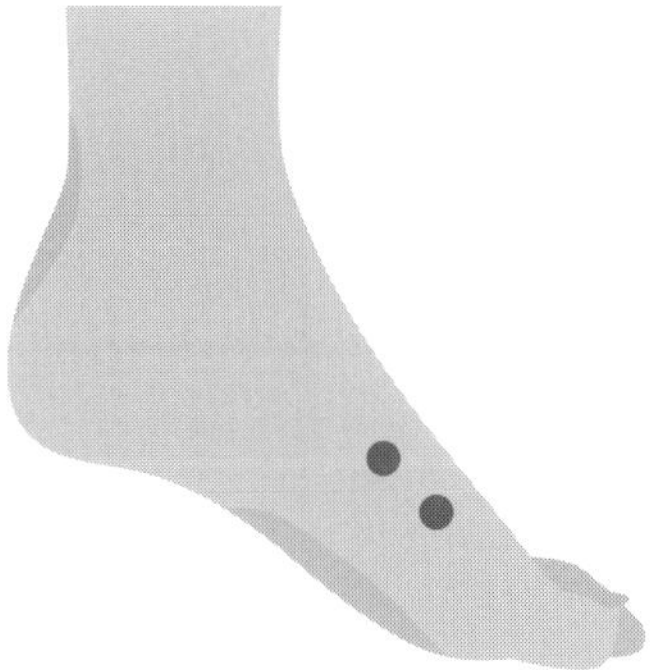

●アトピー／腎経 ↓【処方式】A×I／b：(bc)

「とらえどころがない」という意味を持つアトピー。この言葉通り、様々な原因により起こる病気で、ダニやハウスダスト、食物といったアレルゲンやかゆみによるストレスで悪化するなどが考えられます。東洋医学では肝臓と腎臓機能の弱まりが原因であると考え、これらの機能を高めることが症状の緩和に繋がるとされています。

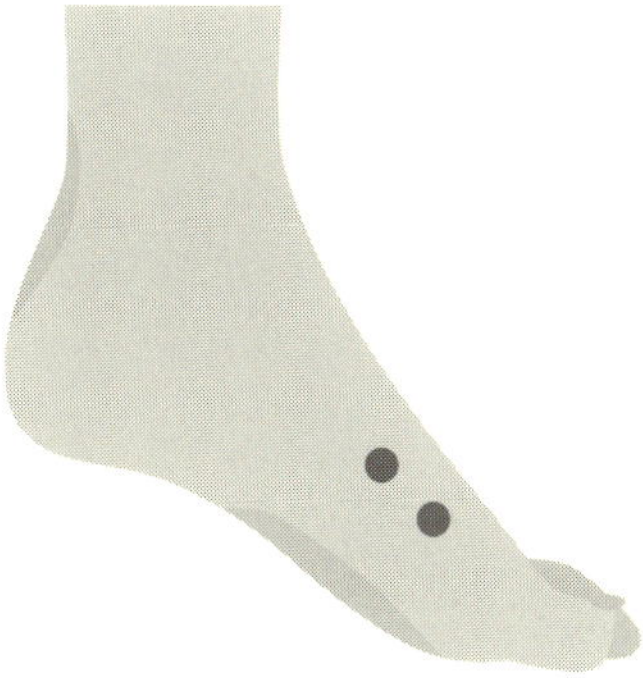

●花粉症／肺経　→【処方式】T x Ⅲ／1：(b c)

鼻腔内に花粉が入ってくると、それを排除するために免疫反応が起こり、鼻水やくしゃみ、鼻づまりが起こります。中医学では鼻水やくしゃみなどの症状は肺経の不調で起こると考えられています。根本的な体質改善が望ましいですが、不快な症状を緩和するだけでもずいぶん違うものです。

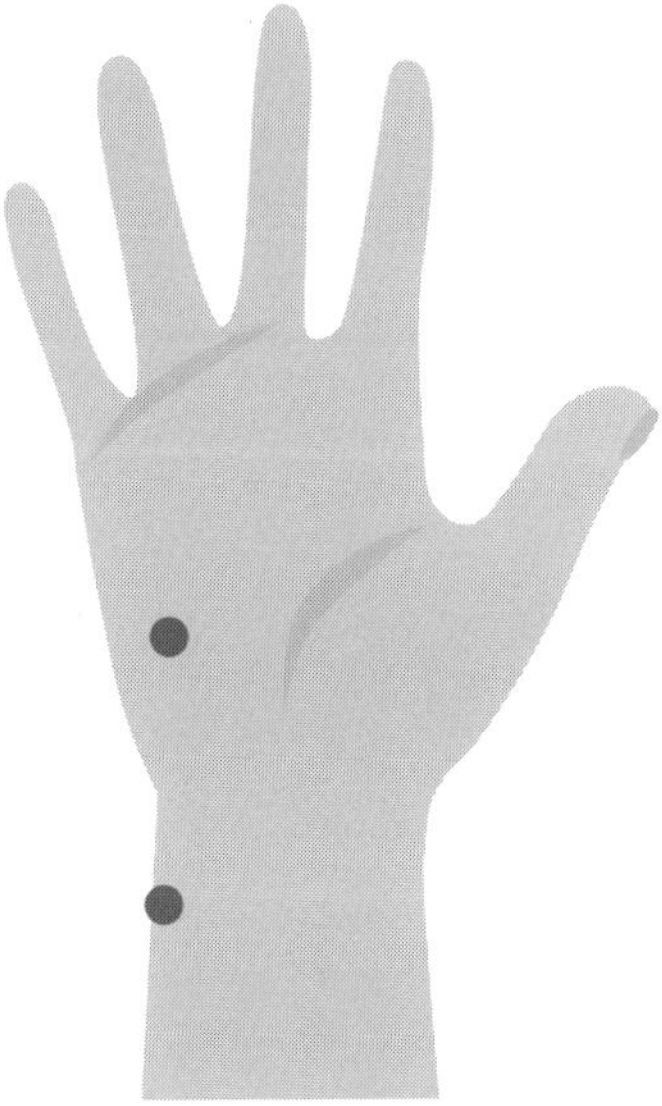

●頭痛（側頭部）／胆経　↓**【処方式】**Ｔ×Ⅰ／１：（ｂｃ）

胆嚢を司る経絡が胆経ですが、ここが滞ると偏頭痛や側頭部痛など、身体の側面に様々な症状が起こりやすくなります。慢性的な片頭痛が続く、病院へ行っても異常なしと診断される場合は、この部位を毎日押すようにしてみてください。

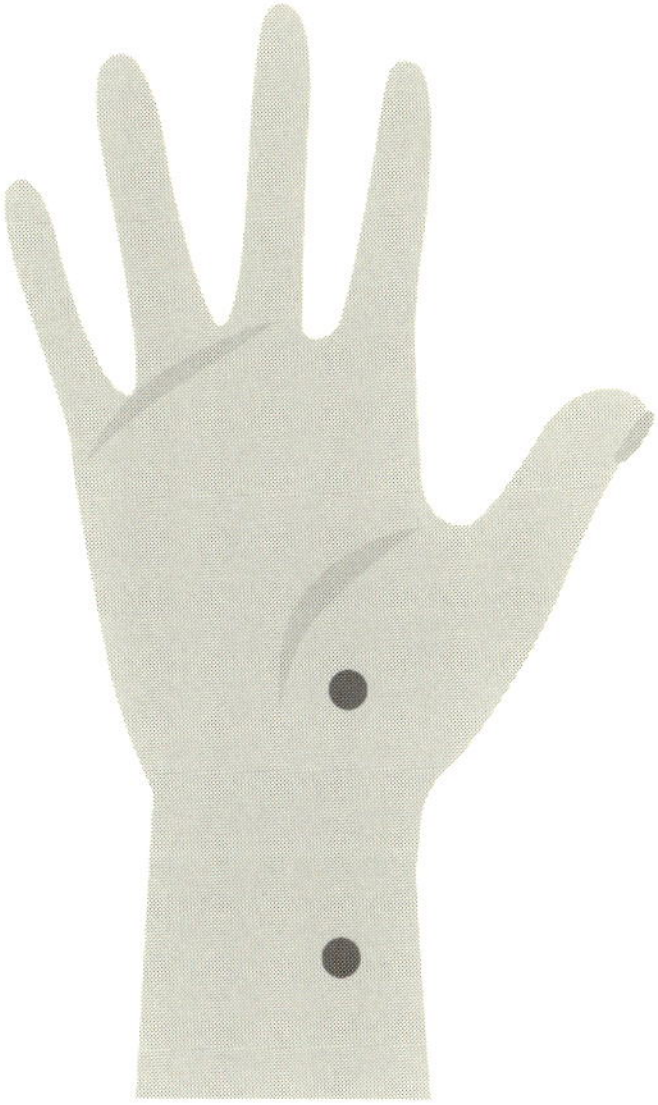

●肩甲骨痛／小腸経　↓　【処方式】T x Ⅱ／2：(b c)

最近、この症状で悩む人が増えてきています。主な原因としてはパソコンやスマートフォンで、同じ姿勢を長時間続けることで肩甲骨の動きが鈍くなり、血行不足などを起こしてこりや痛みが起こります。肩甲骨と首に流れる気のルートを小腸経《しょうちょうけい》といい、ここが活性化することで肩甲骨の動きがスムーズになり痛みが緩和していきます。

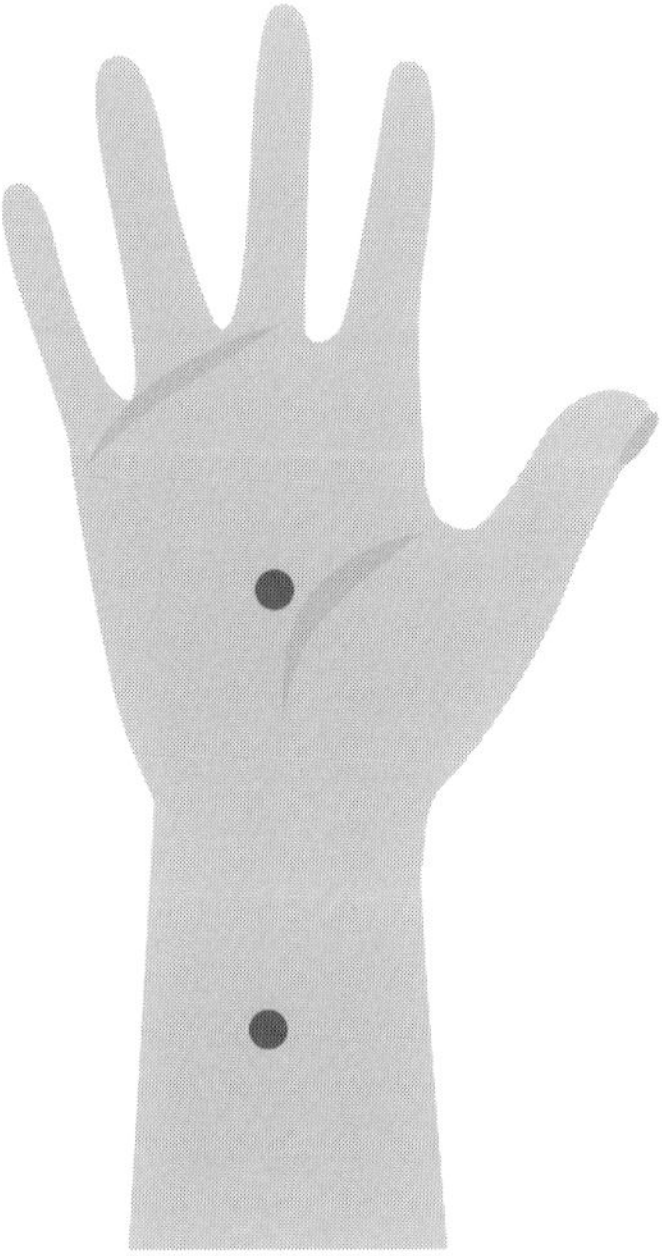

●胃痛／胃経 →【処方式】Ｒ－Ｔ×Ⅱ／２：５

胃酸の過剰分泌やピロリ菌などの細菌で粘膜が傷ついて痛む、ストレスや体力の低下によるものなど、様々な原因があります。暴飲暴食をしない、気分転換するなど毎日の生活で胃を労わるようにしてください。ピロリ菌が原因の場合は投薬治療が行われます。なかなか改善しないときは医療機関で検査を受けましょう。

５のポイントは上腕

●低体温症／心経　↓【処方式】Ｒ－Ｔ×Ⅱ／２：（ｂｃ）

低体温症は体内で産生される熱量よりも身体から出ていく熱量のほうが多い場合に起こります。原因としては不規則な生活や過度なストレス、運動不足、ホルモンバランスの乱れなどがあります。低体温は免疫機能も低下させるので病気にかかりやすくなります。入浴、冷たいものを摂り過ぎない、など体の内側から温めるようにしましょう。

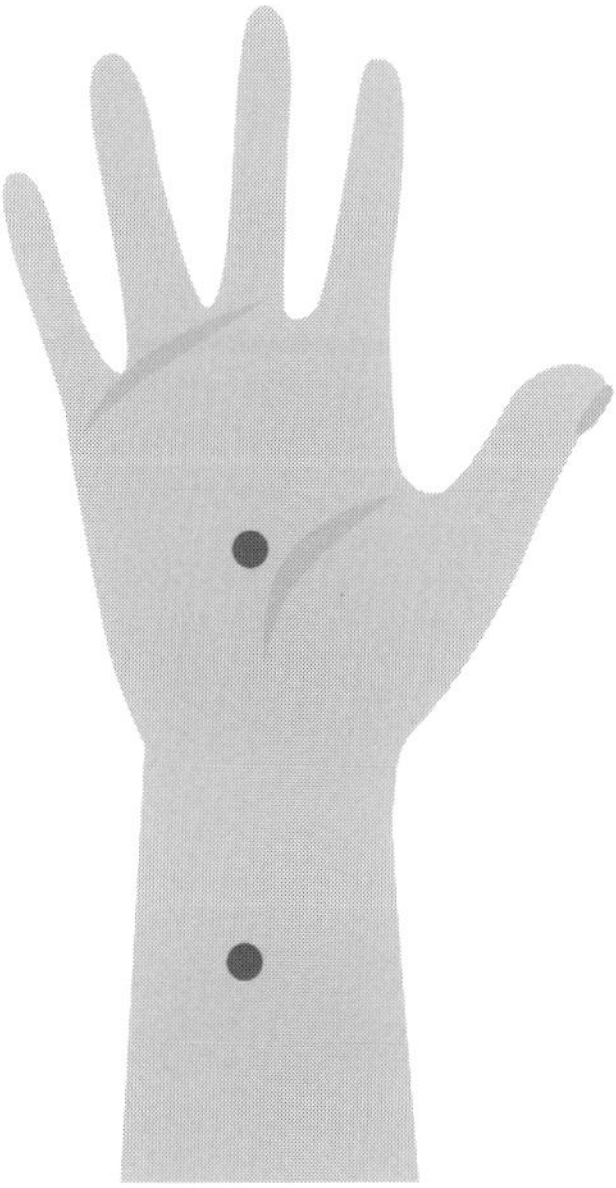

●腰痛（外側）／膀胱経　↓【処方式】T×I／1：（b）

腰痛の原因として考えられるのが脊椎の疾患、神経、内臓、血管、ストレスなどです。

内臓が原因というと驚かれるかもしれませんが、尿道結石、腎盂炎、子宮内膜症が原因で腰痛が起こる場合があります。「湿布を貼っても治らない」「ヘルニアではないのに痛みが続く」ときは内臓を疑ってみてください。

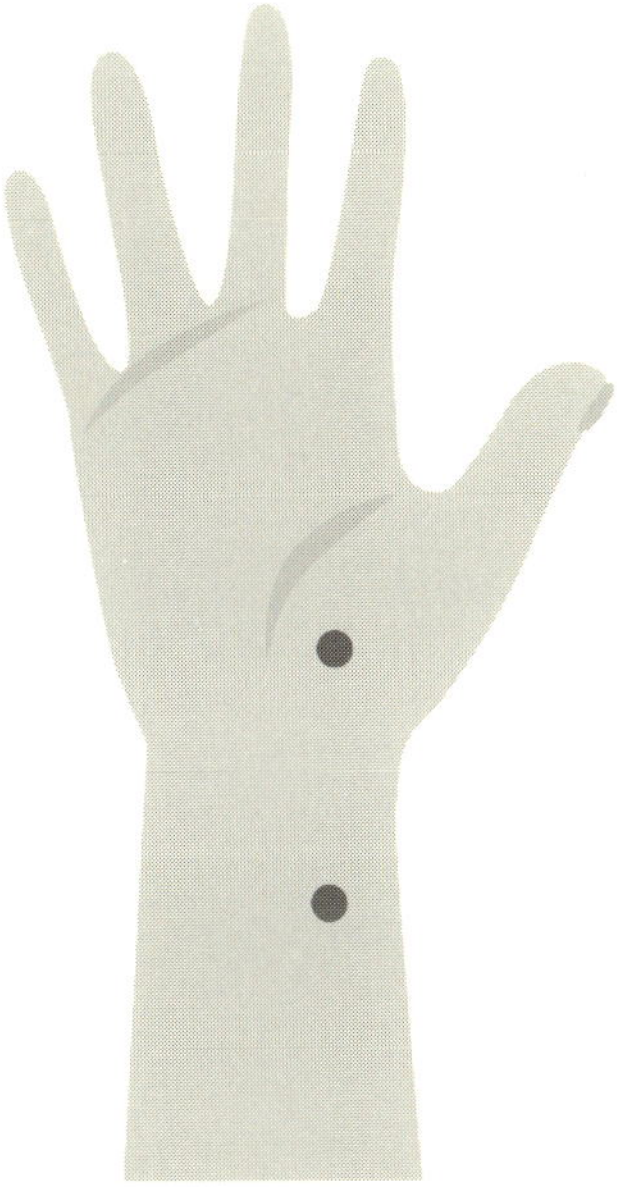

腰は4でもいいのですが、bの方が施術しやすいです。

●認知症／腎経　↓**【処方式】**ＴxⅢ／（d）＋ＴxⅡ／（d）

アルツハイマー型認知症や脳血管性認知症は糖尿病や脳血管障害などが原因で起こることが多く、予防のためには生活習慣を改善していく必要があります。また、バランスの取れた食生活、適度な運動、周囲とのコミュニケーションで脳を活性化させるなども予防が期待できます。縁ｒａｃによって笑顔が戻った、という事例もありますのでぜひ習慣にしてください。

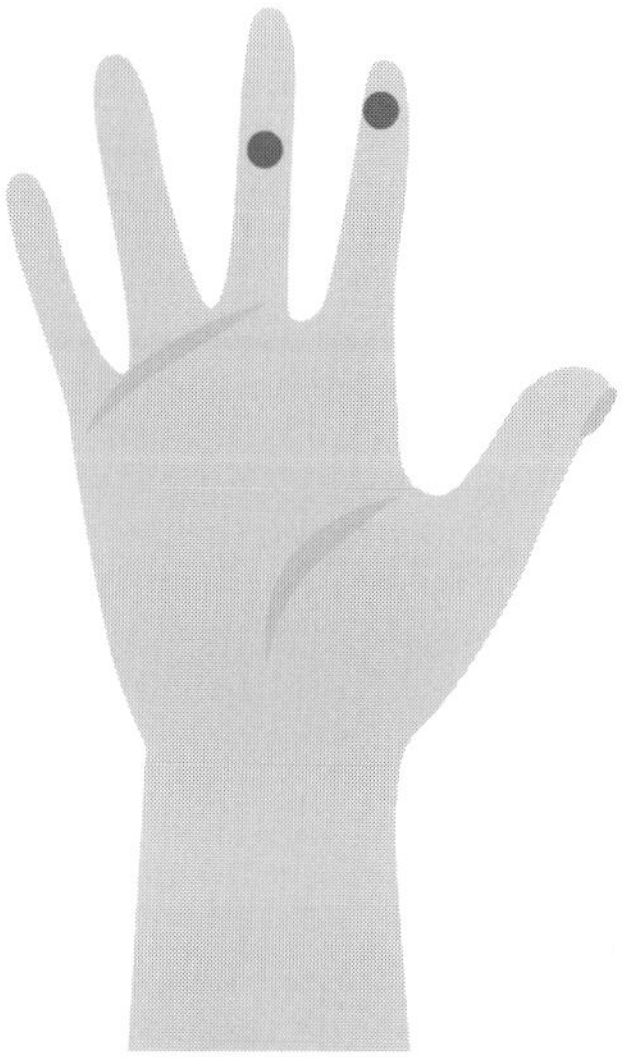

ＡxⅢの補強なので指の２点押しになります（両側する）。人差し指の先と中指の中央がペアになります。対側もグーと同時に10秒から20秒程度押してください。

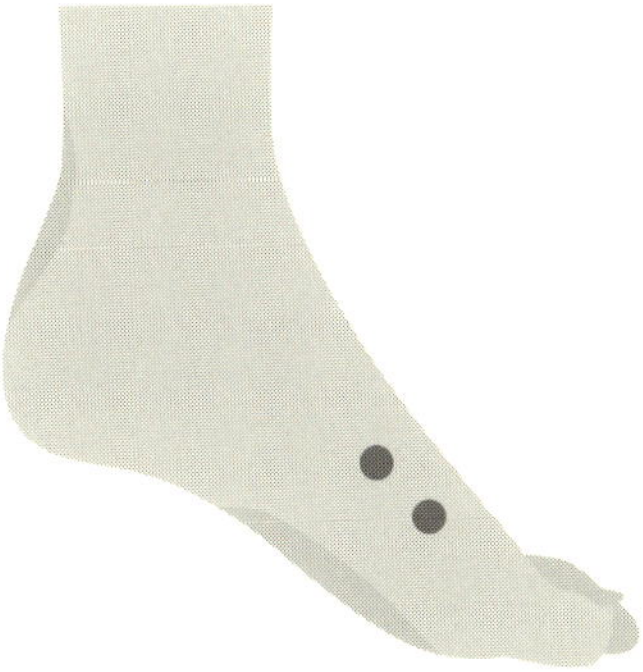

●二日酔い／膀胱経　↓【処方式】A×I／b：（bc）

アルコールが分解されてできたアセトアルデヒドが肝臓で十分に処理されないことで起こるのが二日酔いです。このアセトアルデヒドが体内に残っていると二日酔いの症状は改善されません。汗や尿と共に体外へ排出するために水分補給をしましょう。塩分や糖分が適度に含まれるスポーツドリンクがオススメです。

●こむら返り／肝経　↓【処方式】T x I／1：(3)

ミネラルバランスの乱れや運動中や就寝中の発汗による脱水、冷えによる血行不良、老廃物の蓄積、妊娠、加齢などが原因で起こります。汗をかいたらこまめに水分を補給する、ビタミンやミネラルを摂取する、体を冷やさない、などを心がけてください。

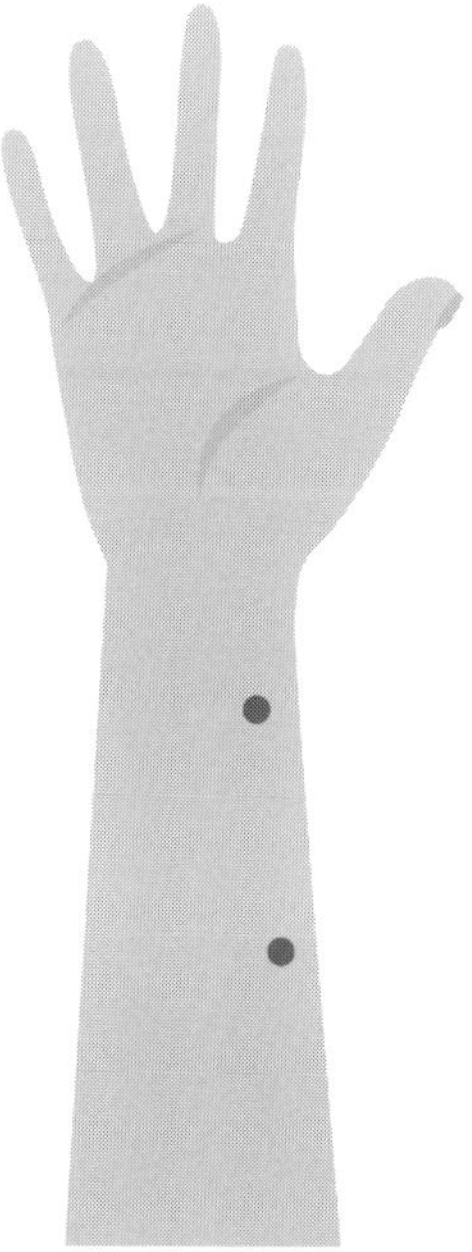

就寝時に急になったときに、こむら返りが起った対側の２点を親指と人差し指の先でグイグイグーと 10 秒程度、２点押しをしてください。なかなか痛みが治まらないときは続けてＦポイントの３だけグイグイと 10 秒〜 20 秒親指の腹を骨にぶつける様な感じで押してみましょう。

●糖尿病／胆経　↓**【処方式】**Ｒ－Ｔ×Ｉ／１：⑸

糖尿病の原因は様々で、食生活や体質、遺伝などが考えられます。〝糖〟とあるので糖分の過剰摂取と思う方がいらっしゃいますが、それだけで糖尿病になるわけではありません。特に気をつけたいのが過食です。食べ過ぎて血糖値が高くなると、インスリンが大量に分泌されますが、これが続くとインスリンの働きが低下、慢性的に血糖値が高い状態になり糖尿病が発症しやすくなります。

このポイントの指圧でHbA1c（ヘモグロビンエーワンシー＝赤血球に存在するヘモグロビン（Hb）に、ブドウ糖が結合したもの）が下がったという報告があります。

●うつ病、不登校、引きこもり／腎経　↓【処方式】Ａ x Ｉ／ｂ：（ｂｃ）＆（ｄ）

うつ病や引きこもりなどは多くの場合メンタルが原因とされていますが、施術後ストレスホルモンであるコルチゾール値が下がる、脳の血流がよくなることで脳内神経伝達物質の働きがスムーズになり、症状が改善したという例も多く報告されています。

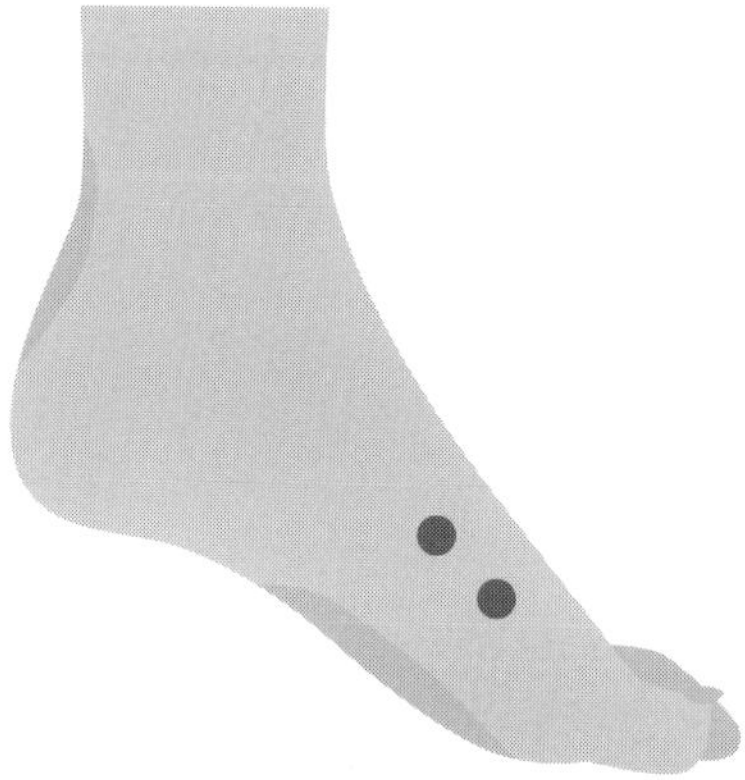

通常のＡｘ１／ｂ：（ｂｃ）のあとに足の施術側と同側の人差し指の付け根（ｄ）をグイグイグイグーとＣポイントのｂは保った状態で 10 秒から 20 秒程度追加で押してください。

●**更年期障害**／肝経　→**【処方式】**Ｔ x Ｉ／１：（ｂｃ）

エストロゲンという女性ホルモンが急激に減少するとホルモンバランスが乱れ更年期障害の症状が表れます。また、ストレスホルモンの分によって循環器系や呼吸器系、消化器系、免疫系などに作用して動悸や息切れ、疲労などが起こりやすくなります。医食同源といいますから、バランスのとれた食生活、気分転換をしてストレス解消、そして縁ｒａｃで上手に乗り切りましょう。

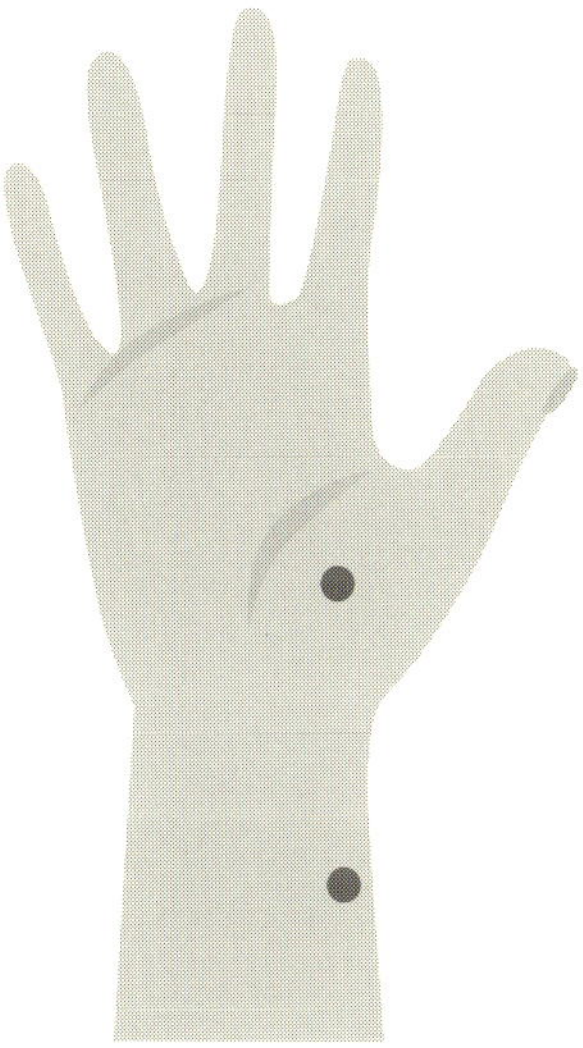

いろいろ施術ポイントがありますが、このＴ x Ｉ／１：（ｂｃ）が一番効く万能ポイントであると実感しています。

ダイエット、モチベーションアップ、運気上昇〜縁ｒａｃセルフケア

最初は〝縁ｒａｃっていったい何？〟〝ラインやポイントってよくわからない〟と思われたでしょう。ここまで読んでいただけたら理解できたのではないでしょうか。難しい用語を暗記する必要はありません。

ここからは様々な場面や生活習慣に関する施術をまとめてみました。肉体的なものだけではなく、メンタルな問題解決に役立つものも数多く含まれています。興味のあるものがありましたら気軽にセルフ施術をしてみてください。きっと嬉しい変化が起こるはずです。

最後に、施術の例をもう一度解説いたしますので、あらためてご確認ください。実際にはそれぞれの項目の処方式のラインとポイントを33ページの「ラインとポイントについて」を読んで、ご自分で確認して施術を行ってください。

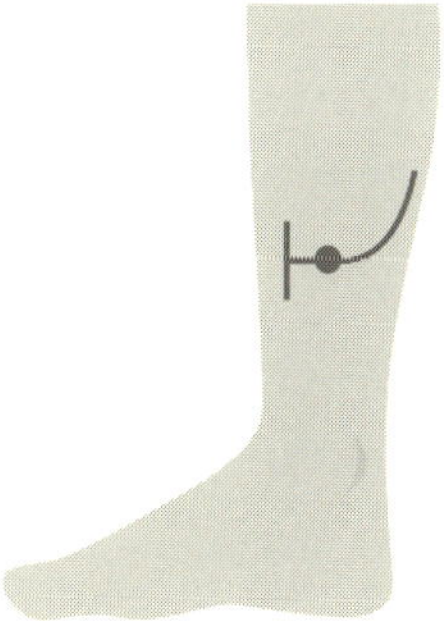

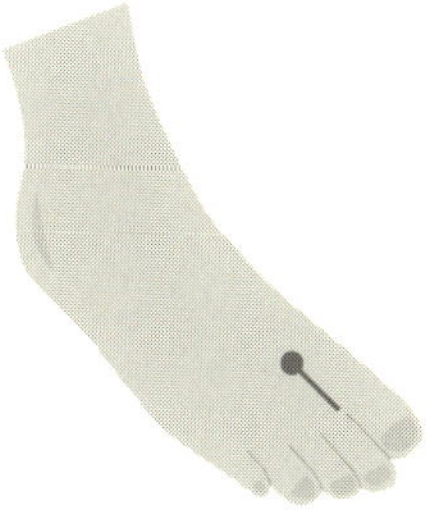

処方式「A×Ⅱ／2：（bc）」の場合、Cポイントの2ですが、ふくらはぎの稜線をたどっていき下腿の骨縁とぶつかったところから一横指ほど戻った点となります。

次にFポイントのbcですが、第1指と第2指の間を指で5センチほど上方になぞっていき、骨の出っ張りの前で止まる点になります。Cポイントの2をグーと押しながらFポイントのbcをグイグイグーと10秒～20秒程度押してください。

では次のページから日常生活に役立つセルフケアをご紹介します。

●受験前↓【処方式】A×Ⅱ／2：（bc）

「一生懸命勉強したのに試験会場で緊張して実力を発揮できない」。これはとてももったいないことです。〝私はあがり症だから〟という人がいらっしゃいますが、これは自己暗示をかけている状態と同じです。大きく深呼吸してリラックスしましょう。

周囲の受験者を意識すると余計緊張したり、焦りが出てくるので視線は机や窓の外に。試験会場ではいつも使っている筆記用具を。集中して勉強できているときと似たようなシチュエーションづくりが緊張を緩和します。受験勉強をする段階から、このポイントを押す習慣を身につけておくと、より効果的です。

●面接の前↓【処方式】T×Ⅱ／2：（bc）

就職、昇進、資格取得など多くの場面で行われる面接。質問に上手く答えなければ、好印象を持ってもらわなければ、と思えば思うほど緊張して、頭が真っ白に。そんな経験をした人もいらっしゃるのではないでしょうか。脳には思考を司る前頭葉と感情をコントロールする大脳辺縁系があります。緊張という刺激が加わると、これらの部分が同時に働き、大脳辺縁系が過度に働いて思考がストップしてしまうのです。このポイントを押して脳の働きを安定させて〝頭が真っ白〟を回避しましょう。

●デスクワークの合間に→【処方式】T×I／1：(bc)

集中力を最も高める時間は15分といわれています。次に30分、45分、どんなに長くても90分。ダラダラと続けるよりも集中力を保つために15分を1サイクルとして45分、もしくは90分で一度休むほうが効率的です。仕事中、あまり長い時間は休憩しにくいということもあるでしょう。そんなとき便利なのが遠絡。ポイントを押すだけなので手間も時間もかかりません。デスクの引き出しの中に押し棒を常備しておくといいでしょう。

●ビジネスプランをじっくり立てる→【処方式】A×I／b：(d)

長期的な視点で物事を進める、しっかりと計画を立てる場合は多角的に物事を考える必要があります。集中力を高める主な脳の神経伝達物質はドーパミンとノルアドレナリンで、ドーパミンは喜びや快楽を司ります。一方、ノルアドレナリンが分泌されると集中力や緊張が高まります。双方の物質がバランスよく分泌されることで集中力が高まり、じっくりと物事に取り組むことができます。縁ｒａｃを活用しつつ脳を休ませる時間も持つようにしてください。

●発想力を高める↓【処方式】T×Ⅰ／1：(d)

アップルの創業者ビル・ゲイツ氏は類まれな発想力の持ち主です。「彼は天才なのだ」という人もいますが、彼は瞑想を習慣にしていたそうです。瞑想をすると副交感神経の働きが高まり、心身のリラックスや回復が促されます。発想力を豊かにするには情報量を増やす、感性を刺激する、という方法がありますが、大切なのは心身の健康ではないでしょうか。私もより患者さんによい施術をするためにどうすればよいか、新しい方法はないか、と考えるとき、まずは縁ｒａｃをして副交感神経がスムーズに働くようにしています。

●ビジネス的な瞬発力の向上↓【処方式】T×Ⅱ／2：(d)

この場合、瞬発力＝頭の回転の速さ、と考えていいでしょう。ここ数年〝脳トレ〟という言葉をよく耳にするようになりましたが、脳にも栄養が必要です。脳の栄養はブドウ糖と酸素です。バランスがとれた食生活に加えて、毎日歩く習慣を身につけましょう。歩くことで記憶や学習を司る海馬の神経が増え、思考力や学習力などに関わる前頭葉の働きが活発になります。このポイントを押していた人から「記憶力がよくなった」という報告がありました。

●投資に関する決断力→【処方式】T×I／1：(bc)

「勝利を得ることのできる人間とは、物事を決断する勇気を持つ人物のことである」と言ったのは古代ギリシアの歴史家、ヘロドトスです。投資家にとって決断力は運命を変えるエネルギーといってもいいでしょう。縁ｒａｃではすべての器官と顕在意識と潜在意識が繋がっている、と考えていますが、〝あのとき選んでよかった〟と大満足が行く決断が下せた場合の多くが潜在意識と深い関りがあることがわかっています。このポイントは秘めたパワーを増幅させるエネルギーブースターといってもいいでしょう。

●投資に関する我慢→【処方式】A×I／b：（bc）

投資にありがちなのが停滞や値崩れといったマイナスの状況です。焦って売ったところ、ある日突然高騰し、あのとき我慢していればと後悔した人は少なくありません。忍耐力や粘り強さを司るのは脳の前頭前野です。

前頭前野を元気にする方法はいくつかありますが、一番簡単なのは好きなものを適量食べることです。美味しいと感じると喜びと快楽を司るドーパミンが分泌され、前頭前野にあるワーキングメモリ（作業記憶）や側座核（神経細胞の集団）の働きが活性化します。我慢を鍛える意外な方法ですが、縁ｒａｃと併せて行ってみてください。

●モチベーションアップ→【処方式】T×I／1：（d）

一生懸命自分を励ましても、素晴らしい目標を立てて行動しても、栄養補給しても睡眠が足りなければモチベーションは上がりません。睡眠中に分泌される成長ホルモンは体組織を修復、再生して肉体と脳の疲労を回復させます。

縁ｒａｃを始めて積極性が増した、表情がイキイキしてきた、趣味を楽しめるようになった、という嬉しい報告をいただきます。その方々に共通していえるのは質のよい睡眠をとれている、ということです。睡眠も健康維持の特効薬といえるでしょう。

●スポーツの前後に↓【処方式】T×I／1：（bc）

運動の前にはウォーミングアップを、後にはクールダウンを行いますが、これに縁racをプラスすることで集中力やパフォーマンスの向上、筋肉疲労の軽減に繋がります。また、身体を動かすことで血流がよくなりますが、これによって自律神経が整い、内臓の働きにもよい影響を及ぼします。スポーツのあとは水分とナトリウムを補う必要がありますが、一度に大量の水を飲むと体内の電解質バランスが崩れるので要注意。一度に飲む量は200ml前後を目安にしてください。

●ダイエットに↓【処方式】T×I／1：（bc）

代謝が低下すると気、血、水が滞るため余分な脂肪や老廃物が溜まりやすくなります。「運動しているのに痩せない」「カロリー制限しても体重が変わらない」という人は代謝が低下している状態といえるでしょう。手には代謝を促す、内臓脂肪を燃焼させるポイントがありますので、ぜひ実践してみてください。〝痩せない〟を口癖にすると、それが暗示となって余計痩せにくくなりますので気をつけましょう。ダイエットは必要ないという人も代謝がスムーズになることで健康維持に繋がります。

●乗り物酔いに→【処方式】A×Ⅲ／a：（bc）

乗物酔いは乗物の揺れ、なかでも不規則な加速や減速が繰り返されることで内耳の三半規管や前庭が刺激されて起こります。乗車中はあまり頭を揺らさないようにする、アイマスクをする、ゆったりした服装をするなど工夫してみましょう。

嘔気や嘔吐が心配なので何も食べないという人がいますが、これはかえって逆効果です。消化がいいものを少量食べておくようにしましょう。このポイントを押すと足の血液の循環がスムーズになるので足のむくみ予防やエコノミー症候群予防にも役立ちます。

●通勤中→【処方式】T×Ⅱ／2：（bc）

満員電車で窮屈な思いをする、家から職場までが遠い、仕事のことを考えると憂鬱な気分になる……それだけで心身はストレスを抱えます。そのため仕事に集中できない、些細なミスを繰り返す、イライラして円満な人間関係が構築できない、という悪循環を起こしてしまいます。なかには通勤のたびに腹痛が起こり、かなり時間の余裕をもって家を出なければならないというケースもあるでしょう。このポイントは簡単に押せますので通勤中、両手が使えるようでしたら実践してみてください。

●職場の協調性アップ↓【処方式】A×Ⅱ／2：（bc）

どの職場においても協調性はとても重要です。それぞれが相手を尊重し、力を合わせることができたなら、その会社は間違いなく繁栄していくでしょう。この協調性を高めるのがオキシトシンという視床下部で生合成され、脳下垂体後葉から分泌されるホルモンです。遠絡を活用するほか、オキシトシンは人を褒めることでも分泌されます。職場というと、どうしても指導や注意ばかりになりがちですが、仕事の成果はもちろん、相手のよいところを見つけて積極的に褒めるようにしましょう。人間関係も円満になります。

●強いリーダーシップ↓【処方式】T×I／1：(bc)

リーダーは部下を力強く引っ張っていく存在です。あなたが働くなら、どんなリーダーがいる職場ですか？　尊敬できる、頼もしい、親身に相談に乗ってくれる……いろいろあるでしょう。ここ数年問題になっているパワハラですが、これは感情をコントロールできていないことが原因になっている場合があります。協調性のところで紹介したオキシトシンはストレスをやわらげ、気持ちを安定させる働きがあります。ポイントが手の陰経にありますから仕事の合間に手軽に縁ｒａｃを実践してください。

●経営者としての盤石な姿勢↓【処方式】A×I／b：(bc)

〝盤石〟というとかた苦しい感じがしますが、これは安定している状態をいいます。トップが不安定では業績も順調とはいえないでしょう。働く人たちも不安になります。何ものにも揺らぐことなく対応するには強い精神力が必要です。ときに怒りや焦りの感情が顔をのぞかせるかもしれません。これをただ忍耐という形で抑え込むのではなく遠絡で解放していきましょう。「縁ｒａｃを始めてから『社長、温和になりましたね』と言われました。

取引先も順調に増えています」という嬉しい声も寄せられています。

●睡眠↓【処方式】Ａ×Ⅲ／ａ：（ｂｃ）

スムーズな入眠には、副交感神経が優位になる必要があります。布団に入ってもなかなか寝付けない、寝ても途中で目が覚める……そんな経験はありませんか？　高血圧やうつ病、肥満などを引き起こす一因でもあるのが睡眠不足です。では長時間眠ればよいのかというと、そうではありません。大切なのは質のよい眠り、入眠してすぐに深い眠り＝ノンレム睡眠がとれるのが理想的です。このポイントは入浴時に押しても効果的です。横になったら深呼吸してゆったりした気持ちで眠りについてください。

●入浴中↓【処方式】Ｔ×Ⅰ／１：（ｂｃ）

入浴すると血管拡張作用で血行が促進されます。これによって代謝がよくなり体内の疲労物質や老廃物の排出がスムーズになります。また、脳の緊張が軽減され、自律神経の働きが整うなど入浴には様々なメリットがあります。このポイントを押すことで、入浴が心身にもたらす効果がより高まるでしょう。入浴で上がった体温は徐々に低下していきますが、このときに私たちは眠気を感じます。ちょうどよいタイミングで就寝すればおだやかに入眠できるので、ぜひ実践してみてください。

●赤ちゃんの寝かしつけ→【処方式】A×Ⅲ／a：(c)

夜泣きは6か月以降の赤ちゃんによくみられ、だいたい2歳くらいで落ち着いてきます。原因は様々ですが、赤ちゃんの脳は驚異的速さで発達していて、まわりのものすべてが刺激のようなものです。そのため脳が興奮して夜泣きをする場合があります。ポイントを押すときは指先でそっとタッチするような感じで十分です。赤ちゃんのうちは、まだ経絡が大人のように発達していません。赤ちゃんの表情を見ながら、ゆっくりと行ってください。手で優しくマッサージするのもいいでしょう。

●朝の食欲→【処方式】A×Ⅱ／2：(5)

食欲は、脳の視床下部にある摂食中枢と満腹中枢によってコントロールされています。

「朝は食欲がない」という人の場合、夕飯の食べ過ぎ、または遅い時間に食べる習慣があり、朝にお腹が空かないことが多いようです。朝ごはんをしっかり摂ることで体の基礎代謝が上がり、1日を快適にスタートできますので、朝目覚めたらポイントを押してください。食欲増進ばかりでなく交感神経が活性化します。夕飯は腹八分、なるべく早めに済ませて胃腸を休ませるようにしましょう。

●SEX↓【処方式】 行為前T×Ⅰ／1：(bc)　行為後A×Ⅲ／a：(bc)

男性と女性の陰陽が結びつくことで、別々に廻っていた2つの氣が一体となって太極図のように巡り始めます。性欲を感じるとき、意外にも男女ともに副交感神経が優位な状態です。興奮状態になると脳内で緊張、興奮系ホルモンであるアドレナリンや多幸感をもたらすドーパミンが分泌され、やがて交感神経と副交感神経が均等な状態になります。セックスの前後で押す部分が違うのは交感神経と副交感神経のスイッチと大きく関わっているためです。健やかなセックスはパートナーとの絆を深める効果もあるでしょう。

●脳の活性化➡【処方式】T×Ⅲ／（d）&T×Ⅱ／（d）

手は〝第二の心臓〟とも呼ばれ、脳に繋がる神経が張り巡らされています。手を刺激することで脳が活性化、特に朝に行うのが効果的です。ポイントを押すと脳の血流量や能力開花やリラックス効果を高めるα波が増加、頭がスッキリするばかりでなく認知症予防も期待できます。

では脳を使えば使うほどよいのかというと、そうではありません。脳の使い過ぎで脳過労を起こすと神経伝達物質の働きが低下して、物忘れやイライラが起こりやすくなります。脳の健康のために1日5分くらいでいいのでぼんやりする時間を持ってください。

●ポジティブシンキング➡【処方式】A×Ⅱ／2：（d）

「人を信じよ、しかし、その百倍も自らを信じよ」と言ったのは漫画家、手塚治虫氏です。自分自身を信じることができれば、考え方も前向きに、積極的になるでしょう。ネガティブ意識に捕われやすい人の多くが〝私なんて〟〝どうせ無理に決まっている〟と思い込んでいます。このとき脳内ではストレスホルモンが分泌されていますから、なかなか不安やモヤモヤが消えてくれません。このポイントを押すと幸せホルモンと呼ばれるドーパミンが分泌されます。「ここを押すとポジティブになる」と自己暗示をかけるのもいいでしょう。

●五感力アップ↓【処方式】A×I／b：(d)

五感とは視覚・聴覚・嗅覚・味覚・触覚のことです。これらを一度に活性化させる方法のひとつが森林浴です。森を歩いていくと様々な植物、空、舗装されていない道などが目に入ります。聴こえてくる鳥の声、森独特の爽やかな香り。木の幹に触れるとゴツゴツした感触があります。休憩できる場所でお弁当を食べたり、河原でバーベキューをするのもいいでしょう。これが毎日続けられたら理想的ですが、なかなか難しいものがあります。

そのかわりにポイントを押して五感を活性化させましょう。

●金運アップ&ひらめき↓【処方式】T×I／1：(d)

「金運アップ遠絡？　信じられない」と思われるかもしれませんが、ひらめきからお金が生まれることがたびたびあります。発明や企画、イベントに芸術活動。なかには「ひらめいた数字でロトくじを買ったら当選した」という人もいます。ひらめきが起こる瞬間の多くは、ぼーっとしているときが多いといわれています。このとき脳内はストレスを感じることなく活性化しています。ろうそくの炎を見つめる、目を閉じてリラックスするなどの方法がありますが、縁racならポイントを押すだけでひらめき力がアップします。試してみてください。

●運気上昇→【処方式】A×Ⅱ／2：(d)

運気上昇というと、神頼み、パワースポット巡りなどを思い浮かべる人もいらっしゃるでしょう。しかし何より大切なのは〝氣の持ちよう〟です。「私は運が悪い」「あちこちの神社にお参りに行ったけれど何も変わらない」。そういう人たちはいつまで経っても運気の上昇気流に乗ることはできないでしょう。

心理学と遠絡との関係にあるように、私たちの心は想像以上にパワフルで可能性に満ちています。そのスイッチを押してくれるのがA×Ⅱ／2：(d)という素晴らしいポイントです。あなたが歩くパワースポットになってください。

第4章

全国に広がる
縁racセラピスト
たちの声

金先生の遠絡療法に感謝（50代 女性）

脊柱管狭窄症《せきちゅうかんきょうさくしょう》で腰痛と脚の痺れがあり、何件もの整形外科に通いましたが、治療中の姿勢・振動が苦痛でした。益々悪化し、歩行することも苦になり結果仕事を辞めることに。その後に金先生の遠絡と出合い、1か月、2か月と経ち、3か月目で腰の違和感が消えました。感動です！　それから3年程経ちますが普通に生活できていることに幸せを感じております（月に1度は遠絡を受けています）。

治療時に何処も痛くないのは、患者としては助かりました。苦痛なく治る遠絡は素晴らしいと思います。これからは金先生の元で遠絡の指導を受けて痛みに苦しんでいる方に伝えるお手伝いができればと思っています。ありがとうございました。

●金三雄からのメッセージ

背骨のなかにある脊髄からの神経の通り道が脊柱管です。脊柱管狭窄は、この脊柱管を形成する骨や靱帯が変形したり、椎間板が飛び出して脊柱管が圧迫を受けて狭くなる疾患です。手術以外の療法としてはコルセットや神経ブロック、投薬などがありますが、遠絡は道具や注射、投薬は一切ありません。また、痛みのある部位の治療の場合「治療中に痛いのは我慢するしかない」と思われがちですが、遠絡はポイントを押すだけなので治療中に余分な負荷、ストレスがないというのも利点といえるでしょう。

つらい経験をなさいましたが、それだけに痛みに苦しむ人に寄り添うことができるのだと思います。これからも感動をたくさんの方とシェアなさってください。

「グイグイグーの2点ツボ押しが世界を変える！」（40代　男性）

1人では、世界は変えられない。仲間がいるから変えることができる！　と断言します。

私は第1回セルフケア講習、第1回プロマスター講習を受講させていただきました。腰痛の両親や地域の高齢者、また自分自身にも施術ができればと思ったからです。

実際に何となくわかったつもりでも、第三者の希望に合わせた施術は難しかったので、私は腰痛と肩こりに絞り、施術を実践、と決めて取り組みました。

しかしながら、受講のあと時間の経過と共に記憶や解釈が自分の中で変わっていることがわかったのです。それは受講のあとに金先生や仲間の皆様方との交流会で確認することができたからであり、何より仲間とのコミュニケーションからたくさんの勇気をいただきました。

私も腰痛などでお困りの皆様方へ施術とコミュニケーションで世界を変えたいと思います。あなたも「自分ができる小さな勇気!」から始めませんか?

●金三雄からのメッセージ

「1人では、世界は変えられない。仲間がいるから変えることができる!」。まさに私が縁racを広めるにあたりモットーとしていることのひとつです。ご両親や地域の高齢者の方々が元気になり、縁racの輪が広がっていったなら世界が変わりますね。もちろんご自身のケアもできて喜ばしい限りです。

〝腰痛と肩こりに絞り、施術を実践〟はとてもよい着眼点ではないでしょうか。ご自身の得意分野をつくり、重点的にケアを行っていくのはよい選択だと思います。講習を受けて1度ですべてを正確に覚えるのはさすがに難しいでしょう。私もまだまだ研鑽を積まなければ、と毎日が勉強です。皆で協力し合い、縁racで世界を変えましょう。ご質問などありましたら遠慮なくご相談ください。

縁rac～身体との対話～（50代 女性・催眠療法士）

縁racセラピーの一番優れているところは、セルフケアができるところです。柯尚志先生が開発された遠絡療法を、金三雄先生が自分でできるセラピーとしてさらに普遍性を高められました。

そもそも「痛み」は自分の身体からのメッセージであり、とても大事なものとする考え方もあります。「痛み」がなくては、人間は安全に生活することはできないからです。「痛み」を単にネガティブなものとして排除するだけでなく、縁racを使って癒し、身体や心のメッセージを聴いてみたいと思います。

●金三雄からのメッセージ

おっしゃる通り、痛みは身体からのメッセージでもあります。痛みを感じない先天性無痛症という疾患。「痛みがないなんて羨ましい」と思われるかもしれませんが、痛みを感じられないと大変なことが起こります。腹膜炎や胃痙攣などは激しい痛みがあることで〝緊急事態！〟と察知して早急な処置ができます。骨折や火傷に気がつかなかったら、処置が遅れて大変なことになるでしょう。

先天性無痛症は神経系に作用する遺伝子の異常で、１００万人に1人の割合で起こるといわれています。

痛みにはすべて理由があります。病院で受診したのに「異常なし」と診断が下される場合も、探っていけばどこかに痛みの原因が隠れています。遠絡は一時的に痛みを取るのではなく、痛みの原因そのものに働きかけ、根本的改善を目標にしています。痛みと向かい合うことは、自分自身と真摯に対面すること。そして痛みを取り除く行為は大切な心身を労わること。私はそう考えています。

「私の身体なんだから……」といいますが、自分を粗末にする人が周囲の人たちを大切にできるでしょうか。痛みは私たちに様々なことを教えてくれます。

催眠療法は深層心理学に基づいたもので、その起源は古代エジプトにまで遡るといわれています。様々な効果が報告されていますが、心身の不調の改善、集中力アップなど縁racセラピーに共通する部分もあるのではないでしょうか。また、それぞれを組み合わせることで心身の健康向上に役立つものと確信しています。

縁racで痛みとお別れ、そして新しい出会い（70代 女性）

狭窄症で腰から足の方の痛みと肩の痛みが毎日で体を温めればよいと思い温泉に行っていました。そんなとき友達に遠絡治療があると紹介され、金三雄先生に治療していただくと血流がよくなったのかぽかぽかとして眠くなる状態でした。月に1回の治療で2点押しのポイントを教えてもらえましたので、セルフケアも行っていました。

今ではあのつらい腰から足の痛み、肩の痛みもなくなり感謝です。健康を保つためにも続けています。

先生から縁ｒａｃのセミナーを受け、新たな出会いもありました。個人の家に集まったところへ金先生が教えに来てくださりありがたいです。

学べば学ぶほど縁ｒａｃは奥深く難しいです。先生は、「わからなくなったらどうしよう？ と不安になるより自分や大切な人が元気に笑顔になっているのを思い浮かべて、楽しく学んでください」とおっしゃってくださいました。

私も自信を持ってたくさんの人に2点押しがしてあげられるようになりたいと思います。

●金三雄からのメッセージ

仏教では入浴は病を退けて福を招来するものとされていました。豊臣秀吉や徳川家康も湯治を生活に取り入れ、古代ローマ人も温泉をこよなく愛したといいます。肩や腰の痛みに効くといわれる温泉は四季を通じて人気のようですね。

狭窄症は神経の通路である脊柱管が骨の変形や椎間板・靱帯の突出などが原因で狭くなる疾患です。なかなか痛みが取れない、筋力の低下など厄介なものですが遠絡によって改善した症例がたくさん報告されています。遠絡統合医学では、神経系の伝達も含め、血液やリンパ液、電解質などの流れを総称してライフフローと呼んでいますが、ライフフローがスムーズになれば修復力、治癒力が高まります。これまで「手術しないと治らない」「痛みを注射や薬などで抑えるしかない」と言われてきた症状もライフフローが整うことで驚きの変化がみられる場合があります。

遠絡療法を身近なものにしていただけるよう誕生した縁ｒａｃでは定期的にセミナーを行っています。出張も行っていますのでお気軽に声をかけてください。確かに難解な部分もありますが、学ぶほどに便利さ、有効性が体感できるはずです。長続きさせるためにも楽しみながら受講してください。

遠絡療法と出合って〜縁ｒａｃで周囲の人に喜ばれる日々（40代 女性）

私はちょうど1年前に、突然偽痛風という体中の関節が痛む病気を発症しました。特に肩の痛みは大変つらいものでした。両腕が肩の高さまでも上がらず、上着を着るときに激痛が走り、整形外科に通いリハビリを受けましたが、半年経っても少しもよくなりませんでした。

一生この痛みは取れないのかと落ち込んでいたとき、知人から遠絡療法の話を聞き半信半疑で施術を受けました。それは、患部ではない場所に15分程度の「痛気持ちよい」刺激の施術を受けたところ、嘘のように両腕は耳の近くまで上がるようになり、身体の後ろで組めなかった手も組めるようになりました。たったの1回でそれまでの痛みを10とすれば、2～3程度の痛みとなったのです。

その後は縁ｒａｃセミナーを受講し、自分自身の関節痛、家族や知人の肩こり、腰痛、頭痛、膝痛、生理痛を癒すため縁ｒａｃを施し「楽になる」と喜ばれております。

●金三雄からのメッセージ

偽痛風は文字通り症状が痛風の発作に似ていることから、こう呼ばれるようになった疾患です。痛風は尿酸結晶が原因で起こる関節炎ですが、尿酸以外の結晶誘発による関節炎を総称したものが偽痛風。痛風は足の親指のつけ根の関節が激しく痛みますが、偽痛風は全身のいろいろな関節または関節周囲に発症します。治療法としてはステロイドの関節注射、冷湿布、鎮痛消炎剤の内服薬などがあります。

遠絡は患部ではない場所を施術するので戸惑われる方もいらっしゃいますが、両手両足から中枢に逆指令を与え、本来の機能を引き出すという方法は様々な可能性を秘めていると私は確信しています。

縁ｒａｃセミナーを受けた方の多くが帰宅してすぐ家族に施術をしていらっしゃいます。「わぁ、楽になった！」の言葉は嬉しいですし励みになりますね。セルフケアでも効果がありますが誰かにやってもらうことで、癒しはもちろん信頼関係や絆が深まるきっかけにもなると思います。

痛い注射はもう要らない！　私も縁ｒａｃセラピストに（80代 女性）

60代の後半にさしかかったとき、外出先で椅子に腰かけると、とてもお尻が疲れて足先も何か貼ってあるような違和感を覚えました。

これが脊柱管狭窄の始まりで、膝もときどき痛く注射を始めたのです。注射は痛く、思わず「う〜」と唸ってしまうほど。整形外科の先生には「あとは手術しかありません」と言われ、とても不安になりました。

いよいよ腰がとても痛くて、寝返りは手で腰を持って何とか位置を変えるほどに悪化。そんなとき、遠絡と出合ったのです。「これで駄目なら手術しかない」と半ば覚悟していました。

毎日施術していただき、痺れは残りましたが、痛みがなくなり普通に生活できるようになりました。

その後、成人式の着付けをして、膝を痛めてしまいイタリア旅行が夢と消えましたが、遠絡で現在痛みはありません。痺れはまだ残っております。

あるとき縁ｒａｃの講習会のお話をいただき、迷わず参加しました。自分で自分の身体をケアできたら、どんなに素晴らしいでしょう。まだまだ奥が深く、ときどき心が折れそうになりますが、本当に遠絡に出合えてよかったと思います。もうすぐ誕生日で84才になります。

●金三雄からのメッセージ

狭窄症は日常生活に大きく影響します。座る、歩く、横になる。「何をするにも億劫で横になってみるけれど、それはそれで腰が痛かったり、寝返りが思うように打てなくてつらい」とおっしゃる患者さんがいらっしゃいます。痛む神経やその近くに注射をする神経ブロックという療法は痛みを伴うことが多く、患者さんにとってはストレスです。「もう手術しかない」という状態になり遠絡を受ける方も少なくありません

私たちの身体には血液やリンパ液などのほか、目に見えませんが東洋医学でいう氣エネルギーが流れています。遠絡統合医学でいうところのライフフローですが、あちこちに滞りがある場合は続けて施術を受ける必要があります。毎週、または毎日通う、というと大変な感じがしますが、注射をしたり運動をする、痛い治療を受けるわけではありませんから、さほど苦にならないと思います。

「痛みが消えた！　私もぜひ施術できるようになりたい」と縁ｒａｃ講習会やセミナーを受講される方は、とても熱心に話を聞いてくださいます。84才のお誕生日おめでとうございます。イタリア旅行の夢が実現しますように。遠絡が支えになりましたら幸いです。

あなたも縁ｒａｃセラピストに

私が開業している「ゆうあい内科・脳神経クリニック」に併設するＹＯＵ＆Ｉクリニックアネックスで縁ｒａｃセミナーを行っています。

●縁ｒａｃセルフケア編

ご自身またはパートナーとご一緒に縁ｒａｃを学ぶ入門コースです。このような方にオススメのセミナーです。

・縁ｒａｃについて何もわからないという方
・まずはご自身やパートナーへリラクゼーションを施術したい方
・縁ｒａｃのメリットについて知りたい方

グイとグイ、グーとグイ、グーとグーの3通りの2点押しで離れた場所のこりや痛みが改善……。「そんなことあるわけないでしょう」と疑っていた人もセミナーを受けると縁

ｒａｃの効果を実感、セルフケアや家族、職場の人に積極的に施術をするようになります。

例えば右五十肩の痛みを取る急所は左足内側にありますが、ただ押す場所を暗記するのではなく、経絡の理論を学習しながら総合的な2点押しを習得していきます。腰痛や膝痛、肩甲骨痛をはじめ、代表的な場所の鎮痛施術についてはペアを組んでもらって楽しく学べます（遠絡統合医学セミナーとは異なりますので医療国家資格がなくても受講できます）。

●縁ｒａｃプロマスター編

多くの人をケアするための実践的な応用コースです。セルフケア編をすでに受講済みで、これから本格的にセラピストとして学ばれたい方へ。

・ビジネスとして縁ｒａｃを活用したい、あるいは起業したい方
・職場の縁ｒａｃセラピストとして役立ちたい方
・外に出向いて縁ｒａｃを施術したい方

縁ｒａｃセラピストとして独立できるレベルまでさらに深く学べます。一般の方でも購

入可能なＬＥＤレーザーの実習や事例研究、接遇マナー研修など、実践的な講習会です。

起業希望の方には社団法人の経営相談を無料で受けることができ、ご希望によっては縁ｒａｃのぼりも進呈します。

これは〝素人がプロフェッショナルになれる〟セミナーです。縁ｒａｃプロマスターになられた方の中には催眠療法士、美容師、ネイリスト、エステティシャン、介護士など、様々な分野の方がいらっしゃいます。例えば美容師の方ならパーマやカラーリングの合間にお客様に縁ｒａｃセラピーを施す、ネイリストの方なら指や手のひらのマッサージと一緒に縁ｒａｃセラピーで癒してあげる、などプラスアルファのサービスが可能になります。「あのサロンへ行くとキレイに元気と癒しがプラスされる」とお客様から喜ばれるのではないでしょうか。

また、縁ｒａｃセラピストが職場に一人いたなら肩こりや腰痛に悩む人が減り、仕事の効率がグンとアップするに違いありません。２点押しをしながら会話をすれば人間関係も良好になって相乗効果は大です。今までのセミナー経験を踏まえ、セルフケアおよびプロマスターコースの統合セミナーを今後開催する方向で考えております。

団体概要

団体名	一般社団法人 縁rac
代表理事	金 三雄
所在地	〒360-0025 埼玉県熊谷市太井1706-1 YOU&Iクリニック アネックス
TEL	048-577-6168

アクセス

▷ JR行田駅西口より 徒歩 約10分

▷ 熊谷市ゆうゆうバス さくら号
「太井堂免」バス停より 徒歩2分

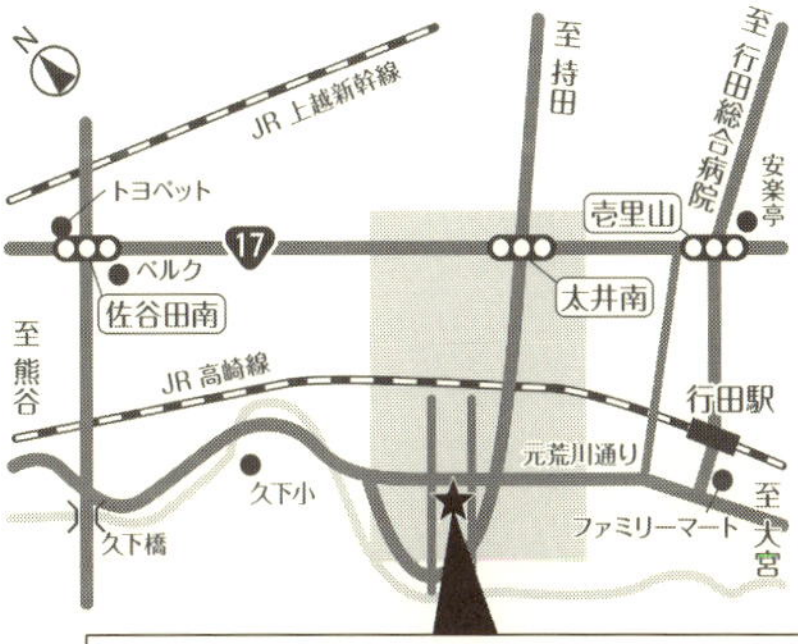

縁rac

▼ YOU&Iクリニック アネックス

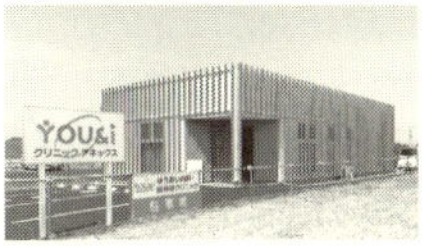

iPhone　アンドロイド　縁rac

おわりに

この本を読んでくださった方々へ

遠絡療法が本物だと体感した理由は

①その効能が予想をはるかに超えている

②低侵襲、低コスト、副作用がない

③施術方法が2点ツボ押しで簡単

④誰が施術しても同じ効果が期待できる

⑤未病の予防・予防医学、体質改善に繋がる

の5点です。低侵襲はあまり馴染みのない言葉ですが、これは治療に伴う身体への影響のことで、手術のようにメスを入れること、投薬ならば薬の副作用などをいいます。遠絡は無理、ムダがなくグイグイグーの2点ツボ押しで氣の流れが整います。

遠絡療法、そして縁ｒａｃは受ける人ばかりでなく、施術する人も笑顔になります。この書籍を手にとられた方が「これはすごく面白い。自分でもやってみよう」と思っていただけたのであれば、この書籍を世に出した者として幸せです。

ここ数年、抗加齢医学や予防医学に対する意識が高まってきているように思います。病気になってから、あれこれ試行錯誤するよりも、病気にならない身体づくりをすること。規則正しい生活にバランスが取れた食生活、心おだやかに過ごす、そして縁ｒａｃを毎日ラジオ体操のように行えば、いつまでも健康な身体を維持できると私は確信しています。

医療としての遠絡療法、そしてリラクゼーションとしての縁ｒａｃを世界に普及させることをミッションとしまして、有志の皆様と手を取り合って今後も頑張っていく決意でございます。

「私も縁ｒａｃセラピストになりたい」と思われた方、一般社団法人 縁ｒａｃがセルフケア及びプロマスターコースのセミナーを開催しております。興味をお持ちの方はぜひ学んでいただき、この縁ｒａｃを日常生活に活かしてください。ご自身はもちろん、ご家族や友達のほか、プロマスターになればサロンを開業して多くの人を癒し、健康に導く頼もしいサポーターになることが可能です。
※お申し込みやお問い合わせは１８７ページをご参照ください。

この度、書籍を刊行するにあたり、資料を日本遠絡統合医療研究所（株）NETIKが開催するセミナーの中から拝借いたしました。社長の城戸忠士氏には厚く御礼申し上げます。

経絡の理論及びイラストにつきましては、うえの鍼灸整骨院院長の李昇昊先生のご指導の下、経絡の深い世界を学ぶことができました。

文章の編集及び校正につきましては、ライターの田中四海氏の豊潤なアドバイスがありました。

最後に書籍出版の機会をいただきました㈱かざひの文庫代表取締役の磐崎文彰氏および可能性アカデミー学院長の増田勝利氏には出版にあたりいろいろ貴重な情報を提供していただきました。重ねて感謝申し上げます。

世界中からたくさんのインバウンドの方が来られるようになりました。世界の方々に遠絡療法や縁ｒａｃをご紹介できるチャンスがあれば積極的に活動したいと考えております。「2点ツボ押しが世界を変える！」このキャッチフレーズを実現すべく今後も精進して参ります。最後までご一読していただきありがとうございました。

令和元年7月吉日

金三雄

筆者略歴

金 三雄（きん みつお）

神戸生まれ（S37）
神戸大学医学部卒業（S63）
大阪市立大学医学部脳神経外科学教室入局
行田総合病院脳神経外科勤務（H12 〜 H19）（埼玉県行田市）
ゆうあい内科・脳神経クリニック開院（H19）

（資格）

日本脳神経外科学会認定専門医（H6）
労働衛生コンサルタント（保健衛生）（H19）
ビジネスブレークスルー大学大学院卒業 MBA 取得（H31）

笑顔《えがお》を呼《よ》ぶ神《かみ》セラピー　グイグイグー2点《にてん》ツボ押《お》し
〜氣《き》の流《なが》れを整《ととの》えて健康長寿《けんこうちょうじゅ》〜

著者　金《きん》　三雄《みつお》

2019年9月11日　初版発行

発行者　磐﨑文彰
発行所　株式会社かざひの文庫
〒110-0002　東京都台東区上野桜木2-16-21
電話／FAX03（6322）3231
e-mail:company@kazahinobunko.com　http://www.kazahinobunko.com

発売元　太陽出版
〒113-0033　東京都文京区本郷4-1-14
電話03（3814）0471　FAX03（3814）2366
e-mail:info@taiyoshuppan.net　http://www.taiyoshuppan.net

印刷　シナノパブリッシングプレス
製本　井上製本所
企画構成　株式会社可能性出版
編集協力　田中四海
イラスト　ニコ
装丁　重原 隆

ISBN978-4-88469-973-4